Ewald Kliegel und Anne Heng
Organwesen – Die Weisheit deines Körpers

Ewald Kliegel (Text)
und Anne Heng (Bilder)

Organwesen

Die Weisheit deines Körpers

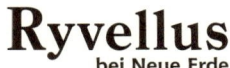

Bücher haben feste Preise.
2. Auflage 2013

Ewald Kliegel und Anne Heng
Organwesen – Die Weisheit deines Körpers

© Ewald Kliegel, Anne Heng, Neue Erde GmbH 2012
Alle Rechte vorbehalten.

Titelseite:
Seidenbild: Anne Heng
Gestaltung: Dragon Design, GB

Satz und Gestaltung:
Dragon Design, GB
Gesetzt aus der Times

Gesamtherstellung:
BELTZ Bad Langensalza GmbH,
Bad Langensalza

Printed in Germany

ISBN 978-3-89060-609-5

Ryvellus ist ein Imprint bei Neue Erde.

Neue Erde GmbH
Cecilienstr. 29 · 66111 Saarbrücken · Deutschland · Planet Erde
www.neue-erde.de

*Wir sind nicht Menschen,
die spirituelle Erfahrungen machen,
sondern spirituelle Wesen,
die menschliche Erfahrungen machen.*

Willigis Jäger,
Die Welle ist das Meer – Mystische Spiritualität

Inhalt

Imagine... (Stell dir vor...) 9
Vorwort 11

Einführung
Orientierung auf das heilende Feld 15
Unsere Organe laden uns ein 18
Übung 1 »Der Energiestrom« 20
Übung 2 »Das Wolkentor« 21
Übung 3 »Der innere See« 22
Rückverbindung mit den Wesen der Organe 23
Energetische Behandlungen erleichtern den Kontakt 26
Edelstein-Massagen und Reflexzonen – die Königswege 27
Unsere großen Helfer: Mineralien und Edelsteine 28

Die Organ-Elementarwesen
Augen 34
Bauchspeicheldrüse 36
Bindegewebe 38
Blase 40
Blut 42
Brustdrüse 44
Dickdarm 46
Dünndarm 48
Füße 50
Gallenblase 52
Gehirn 54
Geschlechtsorgane, männlich 56
Geschlechtsorgane, weiblich 58
Hände 60

Haut 62

Herz 64

Hüfte 66

Kehle 68

Knie 70

Leber 72

Lunge 74

Magen 76

Milz 78

Nase 80

Nieren 82

Ohren 84

Schilddrüse 86

Schultern 88

Thymus 90

Wirbelsäule 92

Zähne 94

Grundlagen

Grundlagen – stabil und doch nicht greifbar 97

Die Entstehung der Realität 98

Unsere Kanäle für die Organwesen 101

Wir sind eine Idee der Seele 102

Wie wirklich ist unsere Wirklichkeit 104

Der rote Faden des Heilens 107

Wir kommen innerlich zur Ruhe 108

Eine Entscheidung für das Leben 109

Wir sind einzigartig – auch wenn wir es nicht verstehen 110

Organe sind verdichtetes Bewußtsein von Liebe 113

Anmerkungen 116

Imagine...
(Stell dir vor...)

...unser Körper wäre ganz anders beschaffen, als wir immer dachten. Angenommen, unsere wissenschaftlichen Kenntnisse vom Menschen wären nur *ein Teil* der Wahrheit und unsere Organe wären nicht nur Ansammlungen von Zellen, sondern geistig-seelische Gebilde, die sich für unser Dasein auf diesem Planeten mit Strukturen und Funktionen füllten. Was würde das für uns bedeuten – für unser Bewußtsein, für unseren Körper, für unsere Gesundheit und für unser Streben nach einem erfüllten Leben? – Diese Fragen brachten unkonventionelle Antworten hervor.

Erstaunlicherweise kamen dabei immer wieder Parallelen zu den Aussagen zeitloser Mystiker, den Erkenntnissen der Quantenphysik und der Lichtkommunikation unserer Zellen zutage. Letztlich wurden wir darüber einer unglaublichen Komplexität von Leib und Seele gewahr, die sich nicht mehr sachlich darstellen ließ.

Hier bedurfte es einer anderen Sprache. Unsere Organe wehrten sich dagegen, nur als Summe von Fakten, Funktionen oder gar als Träger von Problemen dargestellt zu werden, sondern sie wollten als seelisch-leibliche Grundelemente unseres Seins, als Elementarwesen, wahrgenommen werden; mehr noch: Sie wollten sich in ihrer Schönheit und Vollkommenheit offenbaren. Unsere Organe sind es leid, daß wir uns ihrer nur in Krisen und Krankheiten erinnern, wo sie uns auf notwendige Änderungen aufmerksam machen müssen. Viel lieber wollen sie uns helfen, die Großartigkeit des Lebens zu entdecken, und uns ermutigen, unsere Existenz als etwas Einmaliges jeden Tag aufs Neue zu feiern.

> Unsere Organe wollen als seelisch-leibliche Grundelemente unseres Seins, als Elementarwesen, wahrgenommen werden.

So entstanden diese Wesensportraits unserer Organe, die uns in ihren geistigen Seelenanteilen berühren wollen – wie ein Hohelied auf das Leben. Sie zeigen uns die Vollkommenheit des Seins und bieten uns ein »Update« für die energetischen Funktionen unserer Organe.

Vielleicht werden Sie von den Bildern der Organpersönlichkeiten angesprochen, vielleicht entdecken Sie zwischen den Zeilen die eine oder andere

Wahrheit für sich, oder vielleicht sind all dies nur schöne Bilder mit schönen Geschichten. Jedenfalls möchten wir Sie einladen, Ihre Organe einmal anders zu sehen und den Körper – auch Ihren eigenen – mehr zu würdigen. Möglicherweise gewinnen Sie darüber mehr Lebensfreude, mehr Gesundheit und neue Erfahrungen mit einem Heil-Sein, das Leib und Seele umfaßt.

Vorwort

Als 2008 das Buch »Reflexzonen und Organsprache« erschien, hatte ich einen neuen Schritt in die spirituelle Psychosomatik getan. Die Organe wollen nicht nur mahnen, daß wir etwas besser oder anders machen sollen. Sie haben uns noch viel mehr zu sagen. Vor allem aber wollen sie sich uns in ihrer unendlichen Schönheit und Vollkommenheit zeigen. So wußte ich, daß mein archetypischer Zugang zu den Organen über die Geschichten und Symbole nur ein Anfang sein konnte. Denn das Wesen der Organe hat noch viel tiefere Wurzeln.

Wenn eine Bewußtheit von geistig-seelischen Prinzipien eine Umsetzung in die Wirklichkeit will, führt sie uns durch Inspirationen, Zufälle und Begegnungen. So traf ich beim Autorentreffen zum 25-jährigen Bestehen des Neue Erde Verlags im Mai 2009 Anne Heng. Ich kannte bereits ihre wunderbaren Bilder des »Baum-Engel-Orakels« und unterbreitete ihr mein Ansinnen, die Organe als Wesenheiten in Wort und Bild zu präsentieren. Nach ihrer spontanen Begeisterung gab es bei dem Werk ein *Wir* in einer Gruppe zu dritt: die Organe, Anne und Ewald.

Auf der Buchmesse im Herbst 2009 kam dann als Vierter noch Andreas Lentz mit dem Neue Erde Verlag dazu. Das *Wir* wurde dann immer mehr durch weitere Menschen bereichert: durch Hilde Fuhs mit ihren Umsetzungen in Musik aus alten Quellen; durch Veronika Berkenhoff und Catrin Benecke mit ihren Inspirationen, diese Organbetrachtung in ein kinesiologisches Gebäude zu gießen; und durch Freunde, die mit ihren Denkanstößen die Stimmigkeit ergänzten.

Einen weiteren wertvollen Beitrag brachten Walter von Holst und Andrea Sita in das Geschehen, indem sie die Organprinzipien mit ihrem Wissen und ihren Erfahrungen um die Steinheilkunde ergänzten.

Wurden wir im Zuge unserer Arbeit im Freundeskreis gefragt, was denn nun diese Wesen der Organe wären, konnten wir lange keine befriedigende Antwort geben. Wir waren zwar in der Lage, sie zu beschreiben, und wir konnten so einen guten Eindruck von ihnen vermitteln. Und doch blieben bei den Erklärungen einige Bereiche unklar. Dies änderte sich sofort, wenn wir unseren Freunden die Bilder zeigten oder die Texte lesen ließen. Dann sagten sie, daß damit etwas in ihrer Seele berührt würde.

Dies bestätigte uns einmal mehr, daß wir auf einem richtigen Weg waren. Allerdings machten es uns die Organe nicht immer leicht. Es gab Zeiten, in denen wir keine Zeile und keinen Pinselstrich fertigbrachten, wo uns widrige Umstände am Schreiben und Malen hinderten, wo es schien, als ob alles blockiert wäre. Andererseits gab es glücklicherweise genügend Phasen, in denen alles durchgängig floß, wo sich Wort an Wort schmiegte und wo sich ein Bild geradezu wie von selbst mit Ausdruckskraft füllte. Das hing natürlich davon ab, wie gut wir in Kontakt mit uns selbst waren, wie wir unserer inneren Führung vertrauten und wie viel Raum wir diesen Elementarwesen in unserem Innern zur Verfügung stellten.

Unser erstes Arbeitstreffen in Annes Atelier war getragen von einer unglaublichen Freude. Endlich, so hatten wir den Eindruck, wurden die Organe in der Schönheit ihrer Essenz wahrgenommen und gewürdigt. Nun bestand unsere Aufgabe darin, diesen Impuls in ein Werk umzusetzen. Wir waren uns einig, daß die geistigen Wesen der Organe in Ich-Form sprechen würden, um sich vorstellen und mitteilen zu können. Uns wurde auch klar, daß ihre Personifizierung kein Gegenüber sein durfte, sondern daß sie den Betrachter einladen möchten, ihre Qualitäten zu spüren und direkt zu erleben. Damit wir uns besser in sie einfühlen können, ließen sich die Organe von seitlich oder von hinten darstellen. So ergab sich ein Sog in die Bewußtseinsfelder der Organe hinein, der den Worten und Bildern in ihrer Verbindung eine noch stärkere Kraft verlieh.

Danach folgte die Auswahl der Organe und die Abstimmung von Texten und Bildern, was oft mit inneren Konflikten verbunden war. Bei all den Auseinandersetzungen in intensiven inneren Prozessen hatten wir die Erkenntnis gewonnen, daß wir die Wesen der Organe empfinden und erleben können, daß es möglich ist, sie zu beschreiben und zu malen. Aber für den Verstand blieb immer etwas übrig, das nicht greifbar war, etwas, das wir nicht benennen konnten – bis uns klar wurde, daß gerade dies das Wesentliche ist.

Unser Verstand kann diese Ebene des Seins einfach nicht erreichen. Jetzt, nach der Fertigstellung der ersten Auswahl von Organen, können wir das bestätigen, was ein lieber Freund, Gottfried Hermann, als Kommentar schrieb: daß nicht wir die Bilder und Texte machten, sondern daß uns die Aufgabe zuteil wurde, den Organen unsere Ausdrucksmittel zur Verfügung zu stellen. Nicht wir haben all dies »gemacht«, sondern es geschah durch uns. Dies erklärt auch, warum wir selbst immer wieder erstaunt sind, wenn wir die Bilder oder das Manuskript zur Hand nehmen.

Wir wünschen Ihnen viel Freude, Gesundheit und ein Leben im Heil-Sein mit Ihren Organen.

Weilburg und Stuttgart
Anne Heng und Ewald Kliegel

Einführung

Der Körper ist der Übersetzer der Seele ins Sichtbare.[1]

ORIENTIERUNG AUF DAS HEILENDE FELD

»Das wohlige Schweigen der Organe«, so hat H. G. Gadamer einmal die Gesundheit definiert.[2] Heilung geht weiter. Über die Abwesenheit von körperlichen und psychischen Beschwerden hinaus, ist Heil-Sein eine Erfahrung, bei der wir mit unserem tiefsten Inneren in Verbindung sind. Es ist ein lebenslanger Prozeß mit vielen Wegen. Einer davon berührt den Körper mit seinen Organen. Mit dem, was sie uns zu sagen haben, bereichern sie uns mit Selbstachtung, mit der Entdeckung unserer Potentiale, mit einer wunderbaren inneren Abstimmung und natürlich auch mit Gesundheit.

Doch es sind nicht alleine die eineinhalb Kilo Lebergewebe oder die 140 Gramm der Bauchspeicheldrüse, von denen wir diese Geschenke erhalten. Hierfür dürfen wir uns bei den Elementarwesen der Organe bedanken, den Bewußtseinsfeldern, die als geistige Wesenheiten über unsere Organe wachen und die inneren Ströme unserer Informationen und Energien auf allen körperlichen wie auch seelischen Ebenen steuern.

In unserem gewohntem Denken vergessen wir allzu leicht, daß alles im Körper zusammenspielt, daß das gleiche Blut sowohl die Zehenspitzen als auch die Haarwurzeln versorgt und daß durch das vegetative Nervensystem mit einer Länge von etwa zehn Erdumfängen alle Winkel unseres Körpers miteinander vernetzt sind.

Darüber hinaus leben wir in der Vorstellung, daß die Beschäftigung mit dem Fehlenden oder dem Gestörten die einzige Art sei, wie Gesundheit und Heilung funktionieren. Unser Körper funktioniert jedoch nicht wie eine Dampfmaschine, wo wir ein Ventil betätigen, und dann bewegt sich das, was wir erwarten.

Wir sind ein komplexes System aus Leib und Seele, bei dem wir mit linearen Denkweisen und einfachen Mechanismen von Ursache und Wirkung garantiert danebenliegen, bei dem solche Erklärungsmodelle unzureichend und schlichtweg absurd sind. Genau hier kommt auch die moderne Medizin an ihre Grenzen, da sie die geistig-seelischen Belange unseres Seins konsequent ausklammert.

Die Welt, in der wir leben, ist nicht das Jammertal, das uns von den Gipfeln des Göttlichen fernhält, sondern die Brücke, die uns mit ihm verbindet. Wir müssen nur die Bewußtseinsnebel, die uns die Sicht zu ihm nehmen, durchlichten.[3]

Die Elementarwesen laden uns ein, unsere Sichtweise zu ändern und unsere Organe einmal anders zu erleben. Gelöst von einer rein materiellen Denkweise, orientieren wir uns in dieser Ausrichtung auf das heilende Feld des Lebens. Dies ist jedoch mehr ein ganzheitliches Schauen, ein Spüren, Wahrnehmen, Erleben – jedenfalls kein Denken!

Wenn wir uns auf die Wesensebene der Organe einlassen, beginnt in uns ein Same wieder zu keimen, den wir viel zu lange vernachlässigt haben. Mit seinem Wachstum entfaltet sich in uns ein grundlegendes Wissen um die geistigen Wurzeln der Organe, ein Bewußtsein, das uns wieder eine fühlende Achtsamkeit für unseren Körper lehrt, und, wenn diese voll aufblüht, finden wir darüber unsere ureigene innere Lebenskraft.

> Die Elementarwesen laden uns ein, unsere Sichtweise zu ändern und unsere Organe einmal anders zu erleben.

Folgen wir dieser Einladung der Elementarwesen, kommen wir in einen Dialog mit den tiefen Ebenen unseres Seins. Dabei aktivieren wir die seelischen Baupläne der Organe und rufen sozusagen die »Updates« unserer geistigen »Organsoftware« ab. So kommen wir zu einer besseren Würdigung unseres Körpers, und diese ist letztlich ein wesentlicher Faktor für unsere Gesundheit.

Dies bedeutet jedoch nicht, die Medizin geringzuschätzen oder die Naturheilkunde zu vernachlässigen. Das Wissen um das Wesen der Organe, das wir in diesem Buch vermitteln möchten, ist keine neue Heilmethode, die uns Gesundheit und ein langes Leben verspricht. Wir können es nicht in Tabletten pressen und bei Gelegenheit oder Notwendigkeit zu uns nehmen. Vielmehr ist es ein Weg, um mit uns selbst und den uns innewohnenden Kräften in Kontakt zu kommen.

Wenn wir den Menschen in seiner Ganzheit als körperlich-seelische Einheit betrachten, haben alle Heilmethoden ihre Berechtigung. Dann wird aus jedem Gesundheitshandwerk eine Heilkunst. Mit unserer Aufmerksamkeit für die Elementarwesen der Organe öffnen wir geistige Räume in unserem Bewußtsein. Darüber können durchaus Wunder geschehen. Doch sollten wir sie nicht erwarten.

Genauso falsch wäre es, auf die Heilung von Rheuma, Magengeschwüren oder gar Krebserkrankungen zu hoffen. Alle diese Krankheiten sind komplexe Prozesse, die wir nicht »besiegen«, sondern nur im Einklang mit uns selbst und unserer innewohnenden Natur regeln können. In unserer momentan vorherrschenden Orientierung kümmern wir uns jedoch um die Störungen und Probleme. Dabei lassen wir den Selbstheilungskräften zu wenig Raum.

> Mit unserer Aufmerksamkeit für die Elementarwesen der Organe öffnen wir geistige Räume in unserem Bewußtsein. Darüber können durchaus Wunder geschehen.

Wenn wir uns den Wesen der Organe öffnen, haben wir die Chance, unsere Haltung zu ändern und ein inneres Gleichgewicht zu finden, in dem wir die Belastungen unseres Daseins wieder gut ausbalancieren können. Dies nennen wir allgemein »Gesundheit«. Darüber hinaus kann sich auf diesem Weg, der auch die geistigen Impulse mit einbezieht, »Heil-Sein« entfalten, da wir mit der Öffnung für die Elementarwesen der Organe Kontakt mit den Grundebenen unseres Seins erhalten. In einer solchen Verbindung erleben wir ein »Zu-Hause-Sein« in unserem Körper wie auch in uns selbst. Manchmal fühlen wir diese geistig-seelischen Felder der Elementarwesen direkt. Dann nehmen wir sie als eine Art Engel wahr, sind von einem lichten Fließen erfüllt, oder wir erfahren unseren Körper als Ursprung reiner Freude.

> *Halt an, wo läufst du hin? Der Himmel ist in dir.*
> *Suchst du Gott anderswo, du fehlst ihn für und für.*[4]

Unsere Organe laden uns ein

Die Wesen der Organe weisen uns in eine Richtung: zur Schönheit und Vollkommenheit des Seins. Sie richten uns auf eine Heilung aus, die nicht von außen kommt, sondern die *in uns* auf uns wartet. Dabei hat unser Verstandesdenken nur einen sehr begrenzten Einfluß. Das Wesentliche ist eben nicht logisch greifbar. So sind für den Verstand bereits Gefühle und Emotionen vage, und sie folgen auch nicht unserem Willen. Dennoch sind diese menschlichen Ebenen auf eine andere Weise sehr verständlich und klar.

Mit den Wesen der Organe geht es uns ähnlich. Auch hier werden wir mit einer Welt konfrontiert, die uns sehr ungewöhnlich erscheinen muß, da wir hier unserem Gefüge aus Seele und Leib außerhalb unserer gewohnten Denkmuster begegnen. Und doch sind es genau diese ungewöhnlichen Pforten, durch die wir gehen müssen, um die gestaltenden Kräfte des Lebens zu finden. Die Wesen der Organe möchten uns ermutigen, jenen Qualitäten zu vertrauen, die allzu oft in den Hintergrund gedrängt werden: Empfindsamkeit, Intuition, Mitgefühl, Empfänglichkeit und den Mut, all dies auch wirklich zu leben. Mit einer solchen Perspektive können Wunder und Heilungen geschehen.

Eine Lebensweisheit der Buschmänner in der Kalahari lautet: »Der Mensch ist wie eine Ameise, die versucht, die Sonne auszupinkeln.« Wir wollen immer alles im Griff haben und vergessen, daß wir als Teil des Universums darin eingebunden sind, daß es neben unserem Wollen noch eine tiefere innerseelische Ordnung gibt, die dem großen Ganzen, dem All-Einen dient.

Die Darstellungen der Elementarwesen sind hierzu so etwas wie ein Duft, der uns um die Nase weht, so wie uns z.B. das Aroma des morgendlichen Kaffees erreicht. Um diesen Duft immer wieder zu erleben, benötigen wir kleine Hilfestellungen und Erinnerungshilfen. Dies sollen die folgenden Übungen sein, die wir auf dem Meditationskissen durchführen können, die aber ebenso in einer vollbesetzten Straßenbahn oder inmitten einer Blumenwiese möglich sind. Das Wesentliche dabei ist, daß wir hinter unseren Gedanken unsere Absichten und unseren Willen zur Ruhe kommen lassen. Oft genügen uns wenige Augenblicke, um einen inneren Raum zu schaffen, in dem wir den geistigen Ebenen unseres Körpers begegnen können.

Die folgenden Übungen sind jeweils auf eine besondere Weise geeignet, diesen inneren Ruhezustand zu erreichen. Manchmal benötigen wir dafür etwas länger, und ein anderes Mal genügen ein paar Atemzüge, um in uns eine Bereitschaft für Gelassenheit zu erzeugen. Am besten ist es, die Übungen mit bewußtem Ein- und Ausatmen zu begleiten.

Die erste der Übungen hat sich besonders für die Anbindung an die Energieströme bewährt. Diese Übung »pustet« sozusagen unser System durch und aktiviert den Kontakt zu unserer inneren Kraft. Mit der zweiten Übung, die aus dem Zen kommt, lassen sich die Gedanken klären. Dann können aus den unbewußten Hintergrundfeldern Lösungen auftauchen, an die wir nie gedacht hätten.

Die dritte Übung ist ein Beispiel für eine Fantasiereise in unsere inneren Welten. Indem wir symbolisch in die Tiefe gehen, erfahren wir Hilfestellungen von unseren unbewußten archetypischen Ebenen[5] und erhalten Hinweise für heilsame Veränderungen. Nach der Ausrichtung auf unsere inneren Impulse können wir uns einem Organ und dessen Wesen öffnen. Dazu lenken wir den Fokus unserer Aufmerksamkeit auf ein Organprinzip. Es ist unerheblich, ob wir dabei das Buch wie »zufällig« aufschlagen, ob wir uns gezielt mit einem Organ befassen oder ob uns gerade ein körperliches, psychisches oder geistig-seelisches Thema beschäftigt.

Übung 1 »Der Energiestrom«

Setze dich bequem hin, die Füße fest auf dem Boden, und lege deine Hände auf den Nabel.

Stell dir nun vor, deine Füße würden Wurzeln schlagen.

Mit jedem Atemzug, den du durch das Heben und Senken deines Bauches unter deinen Händen spürst, breiten sich deine Wurzeln immer weiter und tiefer in die Erde aus.

Manchmal reichen diese Wurzeln sogar tief in das Erdinnere bis zum Magma. Lasse deine Wurzeln freudig im Magma plantschen und schaue zu, wie alle belastenden Gedanken und Gefühle dorthin abfließen.

Nun richte bitte deine Aufmerksamkeit auf deinen Scheitel.

Stelle dir vor, wie du dort ein geistiges Schiebedach öffnest, und suche dir am Sternenhimmel einen schönen Stern aus.

Lasse diesen Stern auf dich einstrahlen und fühle, wie dieses angenehme Licht deine Wirbelsäule durchströmt und über deine Wurzelspitzen in das Magma fließt.

Nach und nach perlt dieses Licht wie ein Sprudelbad um deine Wurzeln. Auf diese Weise stellst du eine schöne und lichtdurchflutete Verbindung zwischen deinem äußeren Universum und deiner inneren Erde dar und spürst, wie gut es tut, Mittler von Energien zu sein. Damit bist du an deinem Platz in der Gegenwart solide verankert.

Spüre, wie über diese Verbindung alle belastenden Energien abfließen und transformiert werden. Gib diesem Fließen Raum und höre einfach auf die Stimme deiner Elementarwesen.

Übung 2 »Das Wolkentor«

Stell dir vor, deine Gedanken wären wie Wolken, die am Himmel ziehen.

Wenn du eine solche Gedankenwolke siehst, begrüße sie wie einen vorbeigehenden Passanten.

Lasse den Gedanken weiterziehen, ohne ihn festzuhalten.

Lasse dich auch nicht in einen Dialog mit ihm ein. Wenn es notwendig ist, kann dies später erfolgen. Jetzt ist einfach nicht die Zeit dafür.

Wenn du ihn nicht festhältst, werden auch die nächsten Gedankenwolken weiterziehen, und nach und nach wirst du immer mehr den freien blauen Himmel in dir genießen können.

Übung 3 »Der innere See«

Stell dir vor, du erreichst auf einer Wanderung durch einen beschaulichen Wald eine Lichtung, in der sich ein See ausbreitet. Ruhig und einladend spiegelt sich darin die Sonne.

Du folgst dem Waldpfad nach unten zum Ufer und siehst dort, daß der Weg im See weitergeht.

Etwas zögerlich setzt du einen ersten kleinen Schritt ins Wasser und bist überrascht, daß dein Schuh und deine Hose nicht naß werden, denn es legt sich eine Luftschicht um deinen Fuß und um dein Bein.

Auch beim zweiten Fuß erreicht dich eine angenehme Frische, die nach der Wanderung richtig gut tut.

Mit jedem Schritt wirst du sicherer; es ist ein Aufgehoben-Sein.

Selbst an dem Punkt, an dem Mund und Nase unter den Spiegel des Sees tauchen ist es erstaunlich, daß dein Atem sogar leichter und freier geht. Es ist, als ob dich der See mit einer zusätzlichen Energiereserve versorgt.

Beim nächsten Punkt, beim Wechsel der Augenperspektive unter die Oberfläche, eröffnet sich dir eine faszinierende Welt. Es ist der gleiche Wald wie vorher, nur reichhaltiger in seinen Formen und Farben, intensiver im Erleben, wohliger in der Gefühlswelt.

Die Wanderung wird zu einem Schweben in einer Schönheit, die nicht beschreibbar ist, die dich zum Staunen bringt und dir in tiefster Seele eine große Freude vermittelt.

Im Weitergehen begegnet dir ein Organ in seiner Wesensgestalt und lädt dich ein, seine Vollkommenheit und seine Eigenschaften kennenzulernen.

Du erlebst eine Vertrautheit mit diesem Vertreter deines Körpers in Verbindung mit einem umfassenden Wissen, ein Wiederentdecken von tiefsten Seelenqualitäten.

Darüber kommst du in Kontakt mit einer Lebendigkeit in dir, die du fast vergessen hast. Bevor du weitergehst, überläßt dir der Vertreter des Organs ein kleines Geschenk und weist dir den Weg nach oben.

In deinem Zeitmaß und deiner inneren Stimmigkeit lenken dich deine Schritte wieder zur Oberfläche.

Nun siehst du von unten durch den Spiegel des Sees und erkennst, daß der Weg nach oben zur Sonne hin weitergeht. Vor allem aber erkennst du jetzt klar deine Richtung.

Mit jedem Schritt perlt der See wieder von dir ab, und mit einem Danke an deine Seele beginnst du, diesen Weg zu gehen, wohl wissend, daß der See bald wieder mit anderen wertvollen Begegnungen auf dich wartet.

Ach! Heitze den geist mit geist und kraft wacker an / daß er feurig und flammend werde. Ob auch darüber das zarte hirn-glas zerspringen sollte.[6]

Rückverbindung mit den Wesen der Organe

Über die innere Verbindung mit den Elementarwesen der Organe holen wir uns die »Idealsoftware« aus dem Ätherfeld in unser Gefüge aus Leib und Seele. Jetzt brauchen wir diese Informationen nur noch in unseren Zellen und Organen zu aktualisieren. Hierzu können wir Menschen mit heilerischen Fähigkeiten aufsuchen, die diese Informationen einschwingen.

Ebenso können wir diese geistige Arbeit auch selbst durchführen. Wenn wir von Arbeit sprechen, ist damit kein »Tun« im eigentlichen Sinne gemeint, sondern eine erhöhte Aufmerksamkeit, mit der wir unseren Organen ein Lächeln schenken und mit der wir uns bei der Vollkommenheit bedanken, die in uns wohnt. Die Bilder und die Texte erleichtern uns diese Arbeit.

Erlaubt uns bereits die Ich-Form ein Mitfühlen mit dem Organ und spüren wir so dessen Großartigkeit, so bieten uns die Bilder eine Verschmelzung mit dem Organprinzip. Damit laden uns die Wesen der Organe ein, all ihre

Informationen und Energien unmittelbar zu erleben. Darüber erreichen wir eine innerliche Vereinigung mit dem Organprinzip und tauchen in eine innere Welt ein, die ein heilendes Feld bereitstellt.

Um eine gute Verbindung mit den Wesen der Organe zu bekommen und zu behalten, sollten wir uns immer einen Tag lang aktiv einem geistigen Organprinzip widmen. Dazu können wir uns beispielsweise einen Kernsatz aus dem Text herausschreiben und uns diesen Satz während des Tages zu den unterschiedlichsten Gelegenheiten aktiv in Erinnerung rufen: Welche Bedeutung hat dieser Satz für genau diese Situation? – Welche Verbesserung kann ich damit jetzt für mein Leben umsetzen?

Vielleicht erscheint uns dies nur als ein kleiner Schritt, und doch erhalten wir möglicherweise darüber eine Erkenntnis, die weiterhilft, oder es ergibt sich daraus eine Klarheit für eine anstehende Entscheidung.

Das gleiche gilt für jedes der Bilder. Wenn wir es immer wieder geistig oder anschaulich vor Augen halten, entdecken wir das eine oder andere Detail, das uns im Zusammenhang mit der gegebenen Situation völlig neue Perspektiven und Lösungen aufzeigt. Mit einer solchen Aufmerksamkeit über den Tag hinweg aktualisieren wir immer wieder den Abgleich unserer Programme mit der Vollkommenheit der geistigen Ebenen der Organe und verbinden wir uns mit dem Strom von Energien und Informationen, die in unseren Seelentiefen fließen.

> Um eine gute Verbindung mit den Wesen der Organe zu bekommen und zu behalten, sollten wir uns immer einen Tag lang aktiv einem geistigen Organprinzip widmen.

Bei all dem sollte immer der Frage Raum gegeben werden, wie wir diese innere Präsenz der Organ-Elementarwesen jetzt nutzen können, um etwas in uns zu heilen.

Entscheidend ist dabei nicht, wie unser Verstand diese Situation bewertet. Viel wichtiger ist, daß wir so intensiv wie möglich mit ganzem Herzen fühlen und uns von unserer Intuition leiten lassen. So kann uns beispielsweise ein Impuls bei der Auswahl des Mittagessens eine Essenskombination vorschlagen, auf die wir sonst nie gekommen wären. Ein anderer Impuls kann unsere Schritte spontan in eine andere Richtung lenken, er kann uns leise auffordern, bei der nächsten Autobahnausfahrt – ungeachtet eines Termins – über Land weiterzufahren oder eine Fahrstrecke zu wählen, die wir noch nie genutzt haben. Ebenso kann uns ein innerer Impuls dazu animieren, jemanden anzusprechen oder einer Begegnung mehr Raum zu geben.

Diese Impulse können umfassende Themen, etwa Fragen nach der grundsätzlichen Gesamtgestaltung des Tages betreffen, aber genauso fast unscheinbare Begebenheiten zum Thema haben, etwa ein Lächeln, das wir jemandem schenken. Jedenfalls sollte die Entscheidung, ob wir einem Impuls nachgeben, nicht auf gedanklichen Erwägungen beruhen oder von zeitlichen Faktoren bestimmt sein, sondern von einer Gefühlsabfrage, ob wir von diesem Impuls in irgendeiner Weise berührt werden.

Eine interessante Möglichkeit besteht darin, ein eigenes Bild von einem Organ zu zeichnen oder zu malen. Hierzu benötigen wir einfach einen Zeichenblock, auf dem wir ohne Ziel oder Vorstellung mit irgendeiner Farbe beginnen und uns von unseren inneren Impulsen leiten lassen. Nicht die künstlerische Qualitäten des Werkes sind dabei entscheidend, sondern wie intensiv wir uns dem Tun widmen. Für die Interpretation sollten wir einen Tag verstreichen lassen, um einen inneren Abstand zu dem Bild zu bekommen.

Eine weitere schöne Übung, den Organen unsere Aufwartung zu machen, besteht darin, daß wir uns jeden Tag einem anderen Organ widmen. Dies ist gleichsam ein geistiger »Großputz« der Organe in Form einer achtsamen Reise durch den Körper. Da jede Reise einer ganz persönlichen Route folgt, gibt es auch hier keine vorgegebene Reihenfolge. Wir können das Organ des Tages über ein »Zufallsprinzip« auswählen, durch ein inneres Nachfühlen ermitteln oder entsprechend einer Reihenfolge, die wir als stimmig erachten. Als Ergänzung ist hierzu auch ein Ereignistagebuch sinnvoll, in das wir am Abend die Empfindungen und Gefühle in Stichworten eintragen. Den »Organ-Tag« dürfen wir mit einer positiven Schlußfolgerung in Form eines kurzen Satzes beenden.

*Tu deinem Leib Gutes, damit deine Seele Lust hat,
darin zu wohnen.*[7]

Energetische Behandlungen erleichtern den Kontakt

Damit wir die Wesen der Organe noch besser in unserem Körperbewußtsein verankern können, sollten wir ihnen ein Feld bereiten, in dem sie willkommen sind. Hierzu sind alle Behandlungen geeignet, die wir auch zur energetischen Harmonisierung verwenden. Die alten chinesischen Lehren sagen, daß wir in einem Meer von Energien schwimmen wie ein Fisch im Wasser. Diese Energien gilt es zu nutzen. Dazu haben alle Kulturen Zugänge gefunden und Behandlungen entwickelt. Wir kennen sie als Akupunkturpunkte, Meridiane, Chakren oder Reflexzonen. Dies sind die Pforten, an denen wir am intensivsten mit unseren umgebenden Energiefeldern in Wechselwirkungen stehen und wo wir Impulse für unsere innere Regulation besonders gut empfangen können.

Bei uns im Westen wurde zwar ein solches Wissen über viele Jahrhunderte als ketzerisch unterdrückt, doch vor etwa 150 Jahren begann eine Entwicklung, in der auch wir Fenster für diese energetischen Behandlungen aufstießen. Unsere westlichen Energiepforten, an denen eine besondere Verbindung zwischen der Innen- und Außenwelt besteht, sind die Reflexzonen. Sie sind unsere »Landkarten der Gesundheit«, auf die die Organe ihre Zustände projizieren und an denen wir unsere Behandlungsimpulse nach innen zu den Organen vermitteln können.

Die bekanntesten Reflexzonen sind die an den Füßen. Fußmassagen gehörten in vielen alten Kulturen zur traditionellen Heilkunde. Inzwischen kennen wir mehr als dreißig Reflexzonensysteme,[8] so zum Beispiel an den Händen, den Ohren, am Rücken, im Gesicht oder am Schädel. Für den Zugang zu den Wesen der Organe können wir grundsätzlich alle davon nutzen, die an den Händen und Füßen haben sich jedoch ganz besonders für energetische Einstimmungen bewährt.

Die Haut, das Bindegewebe und das Blut haben als Organe keine festen Reflexzonen-Zuordnungen. Als übergreifende Anwendung können wir für diese Organe die Ellenbeugen und die Kniekehlen massieren. Diese Bereiche erfordern besondere Aufmerksamkeit, was die Intensität anbelangt. Hier dürfen wir nur sehr sanft über die Haut streichen.

Wie an anderer Stelle bereits dargelegt, ist für alle unsere Behandlungen nicht die Druckstärke entscheidend, sondern wie gut wir mit dem anderen in der inneren Verbindung sind. Da die Reflexzonen energetische Phänomene sind, darf es nicht verwundern, daß besonders jene Methoden die beste Unterstützung bei der Regulation unserer körperlichen und seelischen Funktionen der Organe bieten, die auf der gleichen Einflußebene liegen. Hierzu gehören vor allem Licht, Farben, ätherische Öle und Edelsteine.

> *So ließ Gott weder die Schönheit noch die Kräfte der Edelsteine vergehen, sondern er wollte, daß sie auf Erden geschätzt und gepriesen würden und als Heilmittel dienen.*[9]

Edelstein-Massagen und Reflexzonen – die Königswege

Die Einbindung von Edelsteinmassagen in energetische Systeme bietet eine wunderbare Möglichkeit, unseren Zugang zu den Wesen der Organe zu intensivieren. Dazu dürfen wir zuerst die Region anhand der Reflexzonentafel an den Füßen oder an den Händen identifizieren. In diesem Bereich suchen wir entweder mit dem Finger oder mit einem Edelsteingriffel aus Bergkristall in sanften Kreisen nach dem maximalen Referenzpunkt. Dies ist der Punkt, an dem wir die intensivste Reaktion erhalten.

Meist erfolgt diese Suche in einem fast unmerklichen Berühren, einem Darüberstreichen. Auf keinen Fall darf dies unangenehm oder gar schmerzhaft sein. Wenn wir die Hände oder Füße bei jemand anderem massieren, kann sich der maximale Referenzpunkt in einer deutlichen Veränderung der Atmung anzeigen. Bei uns selbst registrieren wir ihn häufig in Form von Gefühlen, Bildern oder Körperempfindungen, die in Verbindung mit diesem Punkt auftauchen. Dies können auch überraschende Wahrnehmungen sein.

Zum Beispiel kann uns eine Empfindung von Leichtigkeit erfassen, wir können uns innerlich vollkommen ganz fühlen, es kann sich eine bodenständige Schwere bemerkbar machen, es kann freudig oder lustvoll sein, es können aber auch traurige oder ärgerliche Gefühle auftauchen.

Ganz gleich, welche Qualität zum Vorschein kommt, jede intensive Empfindung zeigt uns, daß wir mit dem geistig-seelischen Prinzip eines Organs in Verbindung sind.

An dem Punkt angekommen, brauchen wir erst einmal nichts zu tun, sondern wir verweilen dort drei Atemzüge lang ruhig ohne Bewegung und widmen uns gedanklich dem Wesen des Organs. Der fühlbare Punkt ist dabei wie ein Körperanker, den wir nun immer wieder berühren können, um den Kontakt mit dem betreffenden Elementarwesen in unser Bewußtsein zu holen. Etwa nach fünf bewußten Aktivierungen mit jeweils drei Atemzügen über diesen Körperanker sind die inneren Verknüpfungen solide gespeichert. Nun können sie allein durch Berühren dieser Zonen beziehungsweise der Punkte jederzeit wieder abgerufen werden.

Unsere grossen Helfer: Mineralien und Edelsteine

Edelsteine sind aus dem Grund besonders wirksam, da sie über ihre Kristallstrukturen in intensiver Resonanz mit den Organen und deren Elementarwesen stehen. Die Weisen unserer Altvorderen waren der Ansicht, daß jedes winzige Teilchen des Universums belebt und beseelt ist und daß alles mit Geist und Klang erfüllt ist. Damit haben sie die Erkenntnis der modernen Quantenphysik vorweggenommen.

Um so mehr gilt dieses Prinzip für die Welt der Mineralien und Edelsteine, die in vielen technischen Anwendungen diese Fähigkeiten täglich beweisen. Die Bündelung und Verstärkung von Lichtquanten durch Kristalle beim Laser ist das bekannteste Beispiel dafür, doch sehen wir genauer hin, gründet unser Informationszeitalter auf dem Kristall des Siliziums. Dafür ist die Eigenschaft der Kristalle verantwortlich, den Strom der Quanten zu steuern. Und gehen wir von hier nur einen kleinen Schritt weiter, müssen wir, den Erkenntnissen der großen Physiker des 20. und 21. Jahrhunderts folgend, den Quanten ein Bewußtsein zugestehen.

Ein solches Bewußtsein dürfen wir auch für die Kristalle annehmen. Mehr noch, Kristalle stellen Wesenheiten mit Bewußtsein dar, die uns helfen, eine

Abstimmung mit den Wesen unserer Organe zu erreichen. Für dieses Zusammenspiel steht uns eine Fülle von Edelsteinen zur Verfügung, die uns so als Übersetzer der geistigen Impulse in das Seelische und weiter in das Körperliche dienen. In der folgenden Tabelle sind für jedes Wesen der Organe zwei Edelsteine genannt, die eine besonders gute Entsprechung zu dem jeweiligen Organprinzip besitzen. Für die Auswahl danke ich ganz herzlich Walter von Holst und Sita Andrea, die uns hier in einer großartigen Stimmigkeit eine steinheilkundliche Umsetzung der Elementarwesen der Edelsteine gegeben haben.

> Die Weisen unserer Altvorderen waren der Ansicht, daß jedes winzige Teilchen des Universums belebt und beseelt ist und daß alles mit Geist und Klang erfüllt ist.

Sollte sich uns jedoch ein anderer Stein aufdrängen, dann ist dieser auf alle Fälle der Richtige. Dann können wir uns in den Ratgebern der Edelsteinheilkunde[10] kundig machen, welcher Aspekt eines Organprinzips über diesen Edelstein den Weg in das Bewußtsein und in unser Leben sucht. Der Stein, den wir wählen oder der uns gewählt hat, wird die Aufmerksamkeit für das betreffende Wesen der Organe noch erhöhen. Diesen Edelstein dürfen wir während der Zeit, in der wir uns mit dem Organ auseinandersetzen, als Trommelstein oder als Anhänger an uns tragen. Zudem können wir sie auf die Reflexzonen auflegen und auch den Vitalkörper über der Region des Organs sowie über den Reflexzonen massieren.

Diese Massage wurde von Michael Gienger im Buch »Edelstein-Massagen«[11] folgendermaßen beschrieben: »Bei der Vitalkörpermassage wird nicht nur der physische Leib, sondern über das Energie- und Kommunikationsfeld der ganze Mensch behandelt. Die Massage erfolgt zwar durch eine sehr zarte Berührung der Haut, beabsichtigt wird jedoch eine Harmonisierung und Vitalisierung des körperumgebenden und -durchdringenden energetischen Felds. Dieses Energiefeld wird auch Ätherfeld, Vitalaura, morphisches Feld oder Vitalkörper genannt.«

Diese Massage ist rein intuitiv, wobei sowohl die Richtung als auch die Intensität des Kontaktes mit der Haut aus dem momentanen Empfinden heraus durchgeführt werden. Wenn wir uns diesem Tun mit ganzem Herzen hingeben, übernehmen tiefere Schichten unseres Bewußtseins die Führung in diesen Behandlungen.

Zuordnung von Heilsteinen zu den Organen

Organ	Heilstein	Aussage
Augen	Polychromer Turmalin	Ich vermittle die Welt als Farbe und Idee.
	Disthen	Ich sehe die Dinge, wie sie sind.
Bauchspeicheldrüse	Brasilianit	Ich federe Ungleichgewichte ab und sättige den Mangel.
	Imperial-Topas	Ich bin die großzügige Fülle.
Bindegewebe	Klinoptilolith	Ich halte, nähre und erneuere alle Strukturen des Lebens.
	Alabaster	Ich berge und bewahre die Strukturen an ihrem Platz.
Blase	Halit	Ich öffne und schließe, ich grenze ab und gebe mich hin.
	Sodalit	Ich verteidige loyal die Werte.
Blut	Rhodonit	Ich trage die Grundstoffe des Lebens und die Heilung in mir.
	Hämatitquarz	Ich ergreife das Leben mit meinem inspirierten Willen.
Brustdrüse	Bernstein	Ich bin die nährende Mama.
	Mangano-Calcit	Ich bringe Gedeihen und Wachstum.
Dickdarm	Stromatolith	Ich lasse zu und mache das Beste daraus.
	Saphir	Ich konzentriere mich auf das Wesentliche.
Dünndarm	Karneol	Ich greife mit sicherem Gefühl nach dem, was mir gut tut.
	Vesuvian	Ich wähle Geeignetes aus und entschlüssele es.
Füße	Basalt	Ich wurzle im Urgrund der Existenz.
	Landschaftsjaspis	Ich gründe auf Erfahrungen und bin vernetzt mit dem Weg.

Übersicht der Zuordnungen

Körperteil	Stein	Aussage
Gallenblase	Azurit	Ich löse geistige Muster und präzisiere.
	Zirkon	Ich beseitige Störungen und halte den Kurs.
Gehirn	Diamant	Ich kontrolliere Geist, Seele und Körper.
	Tansanit	Ich vermittle sinnerfüllte Perspektiven.
Geschlechtsorgane, männlich	Thulit	Von der Kraft der Ahnen gestärkt, stehe ich für das Mann-Sein.
	Rubin-Zoisit	Ich schenke Festigkeit und Selbstvertrauen in der Vereinigung.
Geschlechtsorgane, weiblich	Pink-Opal	Spielerisch genieße ich jeden Moment.
	Hydrogrossular	Ich öffne mich mit der Kraft aus der Tiefe.
Haut	Achat	Ich beschütze Schicht für Schicht.
	Rosenquarz	Ich spüre, warm und liebevoll.
Hände	Lapis-Lazuli	Ich leiste in Würde den Impulsen des Geistes Folge.
	Mookait	Ich gestalte spielerisch die Realität.
Herz	Rubin	Ich bin stark in meinem Rhythmus und ergreife das Leben.
	Danburit	Ich stelle mit liebevoller Sensibilität Verbindungen her.
Hüfte	Granat	Ich bin der unermüdliche Motor.
	Chiastolith	Ich zentriere und verbinde Extreme.
Kehle	Chalzedon	Ich teile mit und mache verständlich.
	Türkis	Ich kräftige den Selbstausdruck und erleichtere das Akzeptieren.
Knie	Sardonyx	Entschlossen und würdig setze ich um, was zu tun ist.
	Biotit-Linse	Ich stehe für Beharrlichkeit und federnde Spannkraft.

Organwesen

Organ	Stein	Spruch
Leber	Chromdiopsid	Schöpferisch kräftige ich alle Lebensprozesse mit Elan.
	Malachit	Ich schöpfe aus der Bilderfülle und der Phantasie.
Lunge	Blautopas	Ich nehme auf, ich gebe ab und ich lasse strömen.
	Blaue Koralle	Ich nehme teil und lasse alle teilhaben.
Magen	Citrin	Ich wandle Konflikte zu Seelennahrung.
	Sonnenstein	Ich bin das liebende Ja zum Dasein.
Milz	Charoit	Ich werfe Störendes hinaus.
	Chrysoberyll	Ich durchstrahle und überwache alles.
Nase	Seraphinit	Ich ergreife instinktsicher die Gelegenheit.
	Rhodochrosit	Ich tanze sinnesfreudig.
Nieren	Nephrit	Ich filtere das Lebendige aus dem Strom.
	Nuumit	Ich bin die uralte Kraft der Ahnen.
Ohren	Cavansit	Ich nehme die eigene Bedeutung an.
	Larimar	Hier und Jetzt folge ich dem inneren Ruf zu mir selbst.
Schilddrüse	Feueropal	Ich entfache das Feuer der Begeisterung.
	Libysches Wüstenglas	Ich bin das Genie des Augenblicks.
Schultern	Hypersthen	Ich zentriere und trage die Verantwortung.
	Fluorit	Ich weite meine Grenzen.
Thymus	Heliotrop	Ich grenze ab und wahre die Form.
	Aquamarin	Ich folge dynamisch meiner Bestimmung.
Wirbelsäule	Selenit	Ich leite Licht und Frieden.
	Aegirin	Ich bin flexibel und gebe Halt.
Zähne	Sphen	Ich halte alles aus und beiße mich durch.
	Eudalith	Ich kämpfe um mein Überleben.

Die Organ-Elementarwesen

AUGEN

Wir vermitteln das Sichtbare der Welt nach innen und führen die Empfindungen über die Blicke nach außen, wir lassen die Lichtfunken des Universums in unseren Augen tanzen und erhellen mit dem Leuchten der Gefühle die Verstandeswelt.

Mit dem Regenbogen der Farben formen wir Bildräume, die sich mit unendlichen Gedanken und Bedeutungen füllen. Leidenschaften, Ängste und Freuden fließen durch diese Gestalt-Räume, keimen auf, schwellen an und verebben wieder. Erlebnisse, Erfahrungen und Sehnsüchte ergänzen all dies zu inneren Bildern, aus denen wir in jedem Augenblick eine neue Welt erschaffen und das vermeintlich Fehlende vervollständigen.

Meistens zeigen wir das Bekannte. In den Momenten jedoch, in denen sich Menschen unseren schöpferischen Augen öffnen, begegnen sie dem Jetzt in allen seinen Facetten. Diese Augen-Blicke beinhalten eine tiefe Zufriedenheit, eine Zustimmung zu dem Wissen, daß die Welt vollkommen ist und daß beglückende Schönheit überall existiert.

Mitfühlend und offenherzig; mit unserem inneren Licht schenken wir glückliche Augen-Blicke der Liebe, in denen wir Menschen und Dinge zum Schönen entflammen – und den Blick für eine Schönheit wecken, die Einsichten in die Zusammenhänge des Lebens offenbart.

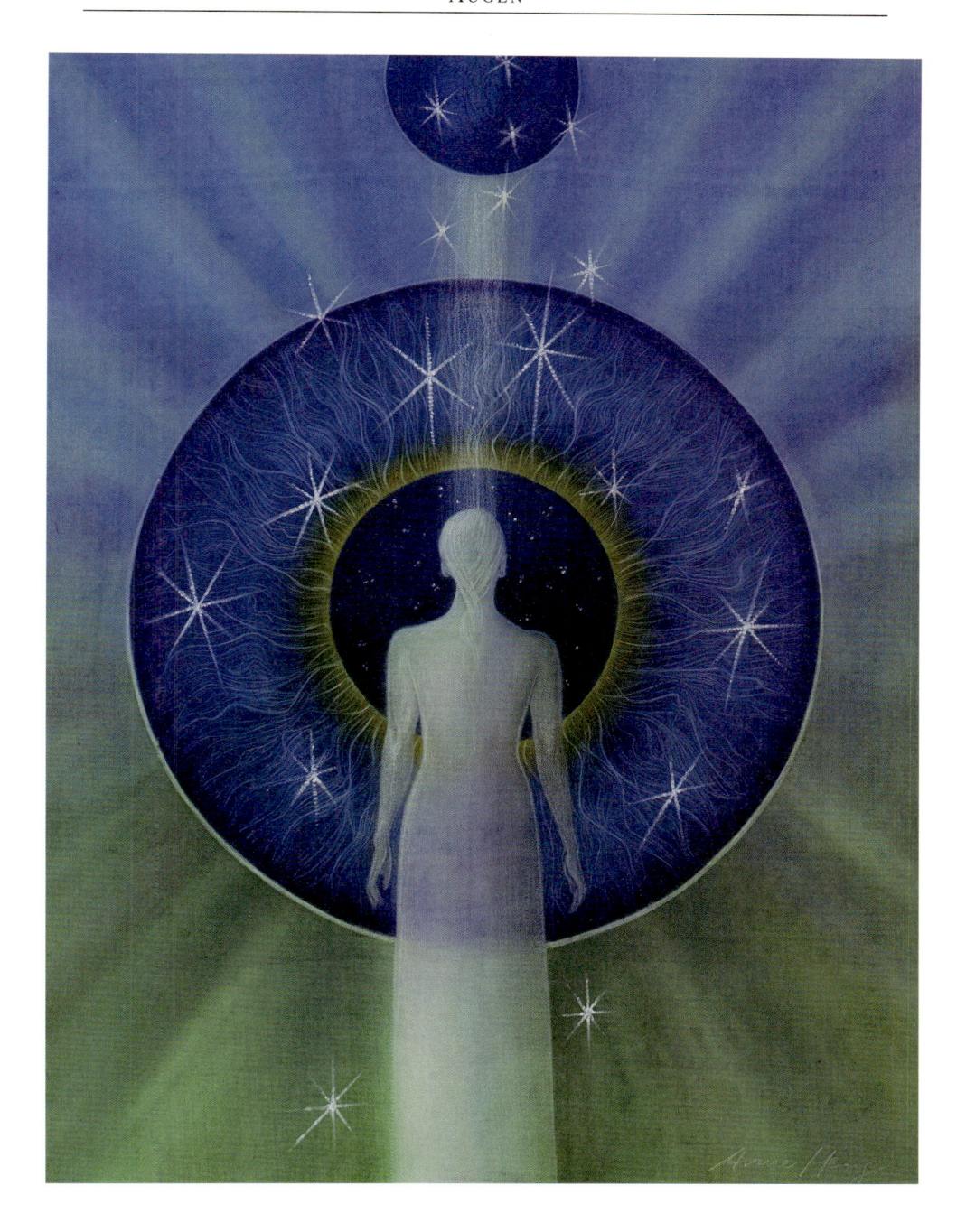

Augen

BAUCHSPEICHELDRÜSE

Aus meinem Füllhorn ergießt sich der Strom der Wunscherfüllung. Ich befriede Sehnsüchte und versorge alle Ebenen des Menschen mit nährenden Erfahrungen, die in schöpferischem Engagement und einer gesunden Entfaltung der Lebenskraft ihre Ziele finden.

In meiner Grundaufgabe wirke ich als Energieversorgerin von Leib und Seele. Körperlich sorgen meine Verdauungsenzyme und meine Hormone dafür, daß die Energie aus der Nahrung bei den Zellen gut ankommt.

Doch ebenso wichtig sind meine Aufgaben im Geistig-Seelischen. Als Hüterin des Füllhorns verströme ich die Fülle des Lebens. »Sei großzügig« ist mein Motto, mit dem ich auch den Anspruch darauf anmelde.

Werde ich so wahrgenommen, ist immer mehr als genug vorhanden. Dann kann ich alle Wünsche und Sehnsüchte in Dankbarkeit und Einsatzkraft verwandeln, denn aller Reichtum dieser Welt steht uns immer zur Verfügung.

So finden durch mich die Genüsse ihre Höhepunkte, aber ebenso ihre Transformation in geistige Impulse. Über den Weg der Ekstase bringen die Lüste ungeahnte Energien zum Fließen und können dann als gelebte Einsichten ihren Platz im Leben finden.

BAUCHSPEICHELDRÜSE

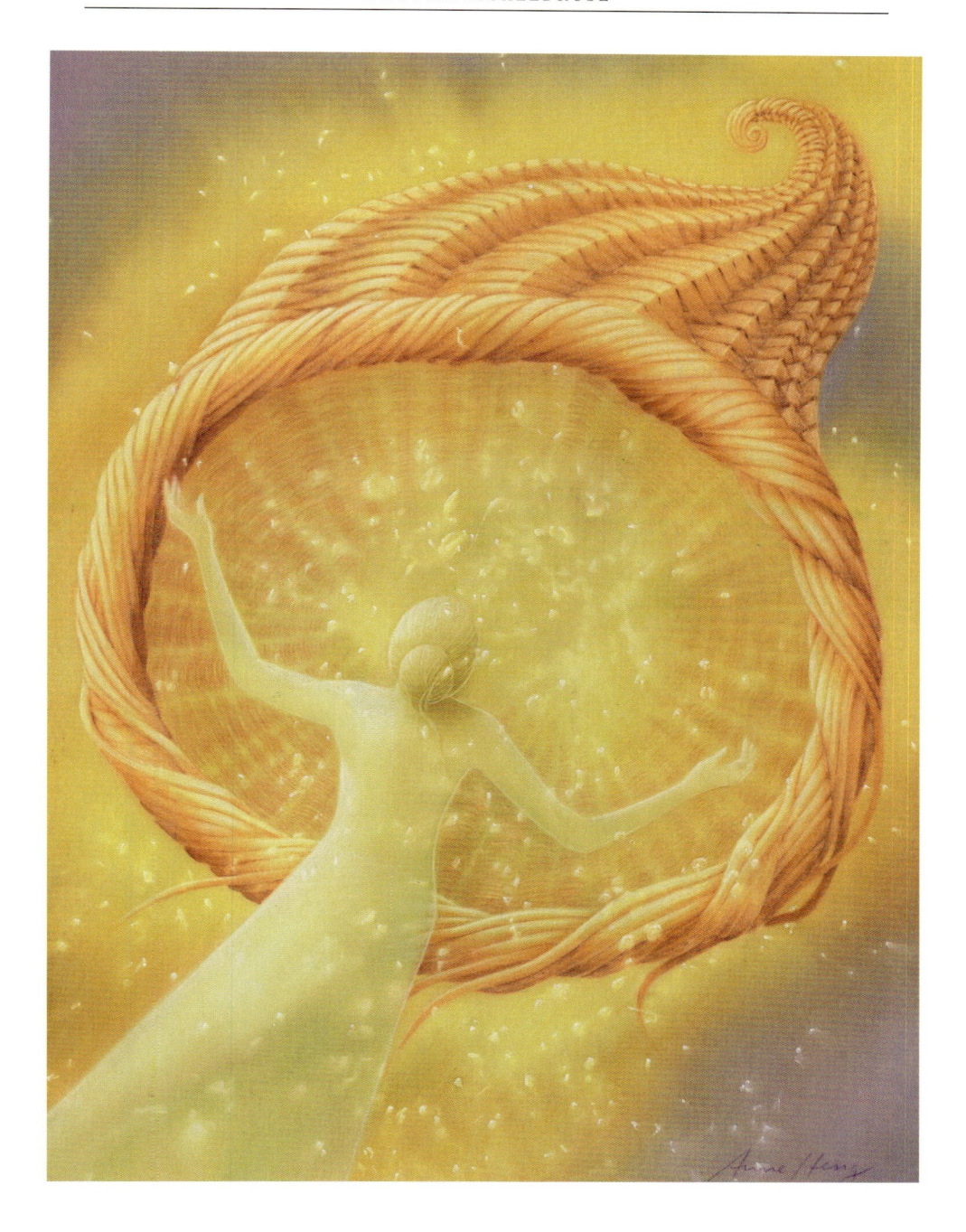

BINDEGEWEBE

Seit Jahrmillionen pulsieren in meinem Ozean die Ströme des Lebens. Darin gebe ich den Zellen ein Zuhause, nähre sie, behüte ihren Raum und beschütze sie. Durchflutet vom Licht der Zellen biete ich ihnen eine flüssige Klarheit für die Verständigung und Abstimmung auf höchster Ebene. Darin wirke ich in einer Liebe, die in Wertschätzung und Verbindlichkeit die Freude am Leben immer wieder in den Vordergrund bringt und Widrigkeiten ausgleicht.

Eine meiner vorzüglichen Eigenschaften dafür ist meine schier unbegrenzte Anpassungsfähigkeit, mit der ich in der Lage bin, alles zu verändern, umzubauen oder neu zu gestalten. Dies wird besonders bei körperlichen oder seelischen Verletzungen deutlich, wenn Wunden zu schließen sind, wenn es notwendig ist, Narben zu bilden und diese anschließend wieder zu lösen.

Letztlich strebe ich danach, immer durchlässiger zu werden und mit dem Strom der Erfahrungen frei zu fließen. Hierzu benötige ich Lebens-Mittel, die in ihrer Natürlichkeit Leib und Seele wirklich nähren, die ein Segen für den Menschen sind und die meine Natur würdigen. Damit gelingt es mir, Einschränkungen in Fähigkeiten umzuwandeln und die Erkenntnis zu fördern, daß alles Lebendige nur in verbindlichen Beziehungen bestehen kann.

BINDEGEWEBE

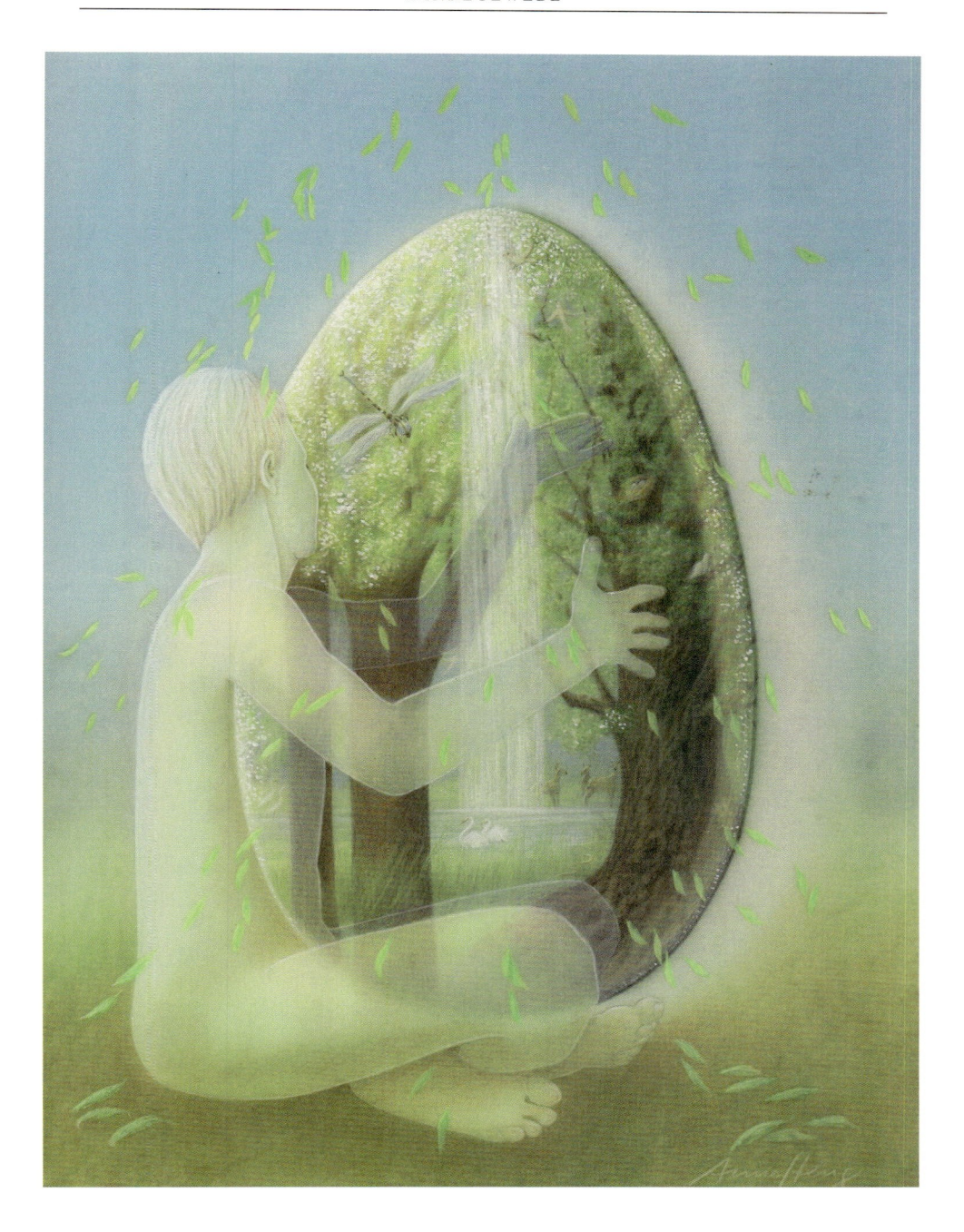

BLASE

»Bezirkshauptstadt an der Grenze«, so haben mich bereits die alten Chinesen charakterisiert, denn in mir strömen die Energien für die Abwehr zusammen. Hier stehen sie dann Leib und Seele zur Verfügung, um schädliche Einflüsse abzuhalten.

Zudem kontrolliere ich die energetischen Funktionen an der Grenze unseres Seins, wo ich die Ströme an den Energieschichten gezielt steuern, zurückhalten oder loslassen kann. Meistens spüren es die Menschen im Wärmefluß, mit dem ich den Körper von den Füßen bis hoch in den Kopf versorge.

In meiner Verbindung zu den seelischen Ebenen stabilisiere ich mit diesem Strom die Abwehrleistungen des Seins. Daraus erwächst ein Vertrauen in die Kräfte der Selbstachtung, in die Fähigkeit, eine gute Grundspannung zu halten und bei all dem eine liebevolle Weichheit zu bewahren.

Zu meinem Wesen gehört das Loslassen und Stärke durch inneres Fließen. Die daraus erwachsende Klarheit der Erkenntnis öffnet die Schleusen des Mitgefühls, weckt die Kräfte der Gemütsbewegungen und fördert die Hingabe an die Dankbarkeit für das seelische Erwachen.

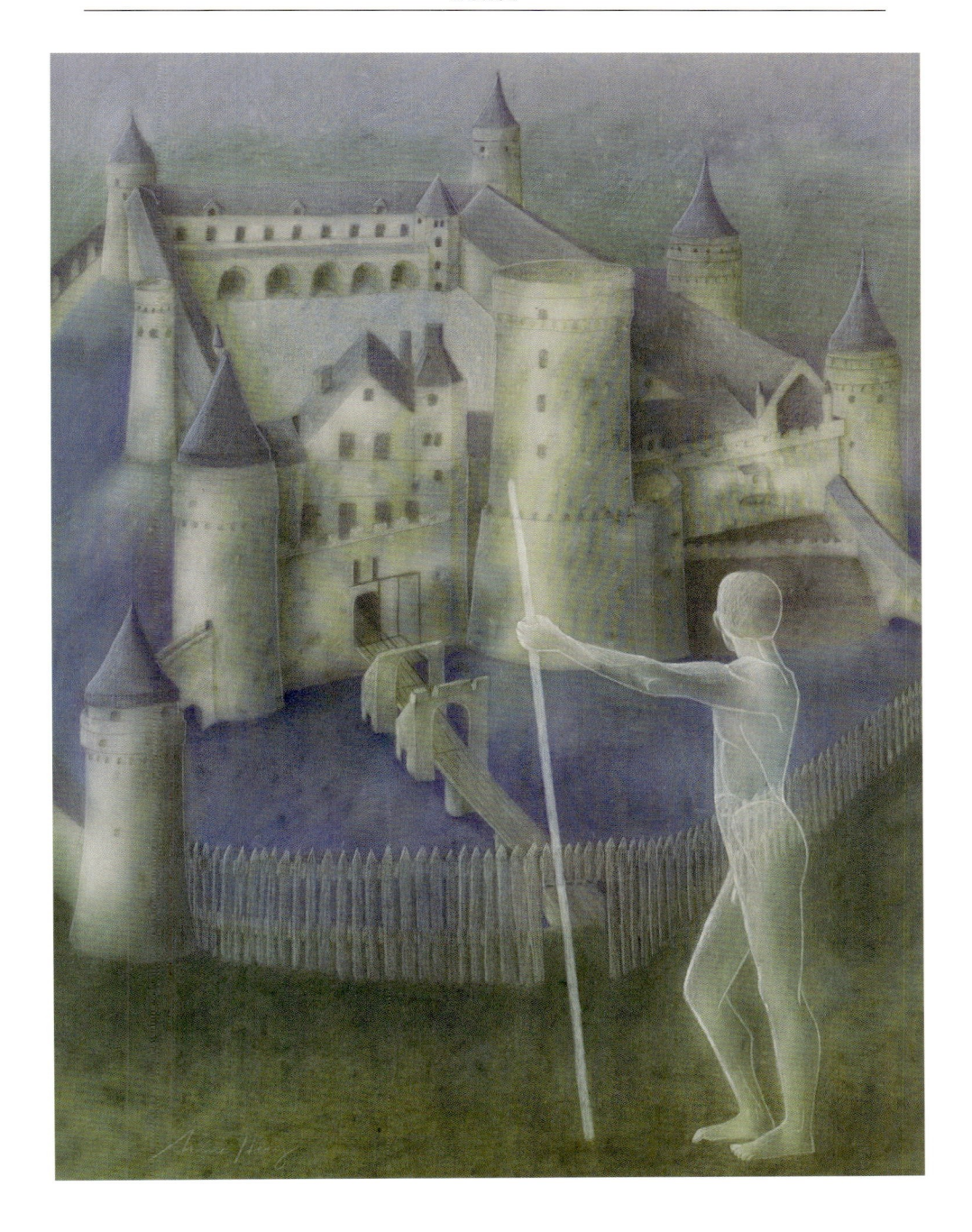

BLASE

BLUT

Ich bin der Gral der Lebensenergie und das flüssige Elixier, das ihn durchströmt. Durchgängig pulsierend, fließt meine rote Lebenskraft durch die schier unendlichen Mäander des Leibes. So ergieße ich mich aus meiner Wesensquelle in ein Delta aus feinsten Gefäßen, die selbst die entferntesten Winkel der Existenz erreichen, um das innere wie auch das äußere Universum mit Energie und Wärme zu versorgen.

Mit dem Rückstrom nehme ich alle Belastungen mit und verwandle sie in die Grundlage für die Grünkraft der Welt, die uns mit dem Elixier des Lebens beschenkt. Auf diese Weise vollende ich den ewigen Kreislauf des Seins.

Eiskalt oder siedend heiß, meine Essenz ist ein vollkommener Spiegel der Gefühle, die den Menschen aus dem Innersten heraus in Wallung bringen. Kraft der Dynamik dieser Emotionen bin ich die Bewegung selbst, die mit dem Fluß des Lebens strömt, die sich feurig selbst verzehrt und die sich immer wieder erneuert.

Wo ich bin, ist das Leben in seiner ganzen Fülle, ist der Quell der frei fließenden Freude, ist die Liebe in allen ihren Energieformen, ist Heilung und Heil im Strom der Existenz.

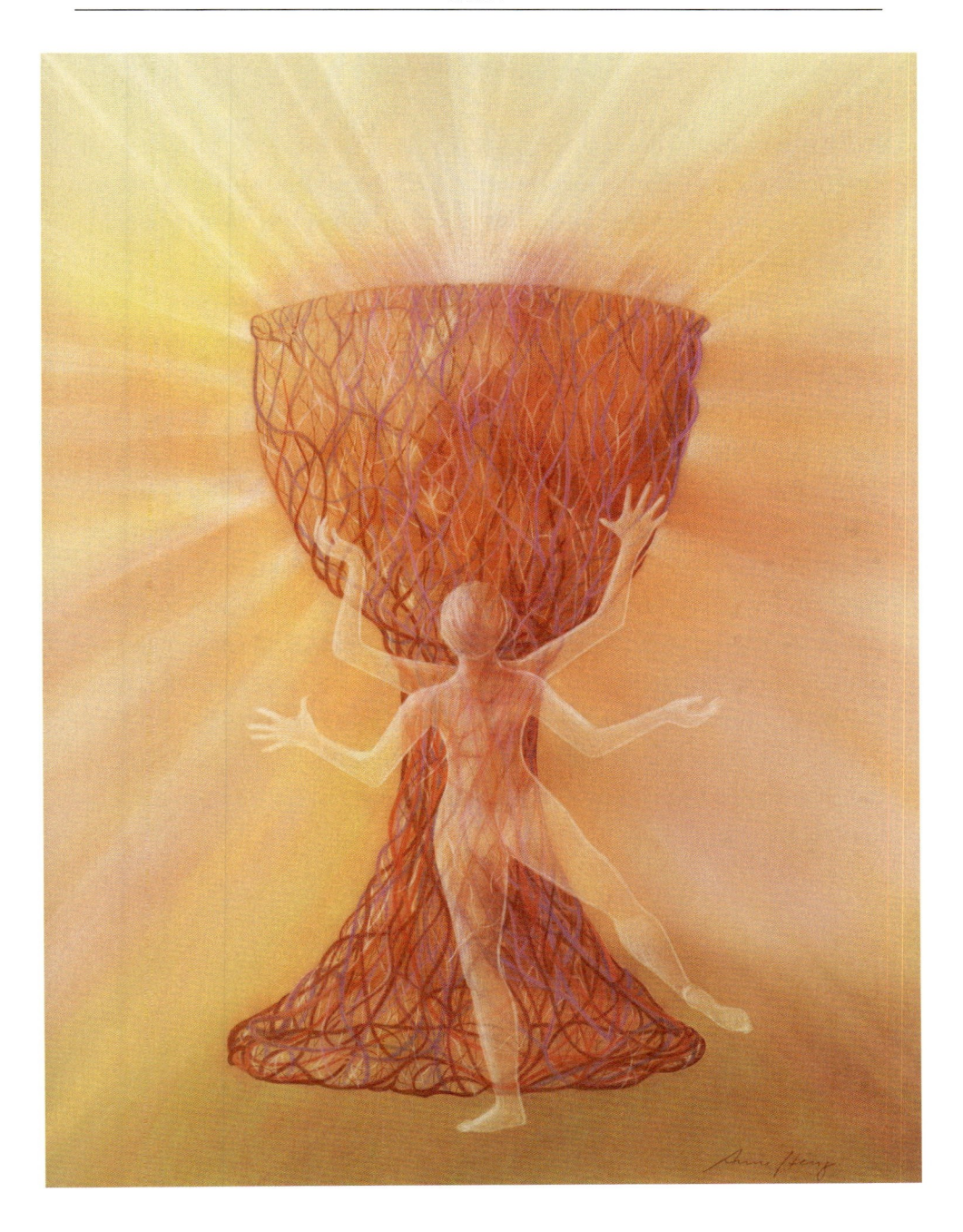

BLUT

BRUSTDRÜSE

Auch wenn das gebärende Muttersein den Frauen vorbehalten ist, so verkörpere ich auch in den Männern die nährende Empfindsamkeit. Ich bin die Quelle der Geborgenheit, die bei allem neu Entstehendem bedeutsam ist.

Ob neugeborene Kinder oder Ideen; aus dem Universum empfangen, erblicken sie nach einer inneren Reifezeit das Licht der Welt und müssen mit der weiblichen Nest-Kraft behutsam über die Hürden ihrer anfänglich empfindlichen Phase gebracht werden, bis sie kräftig genug sind, um in der Welt bestehen zu können.

In allen Anfängen wohnt der Zauber des Neuen. – Diesen Impuls nähre ich mit meiner Liebe und pflege mit Hingabe das Wachstum. Damit begleite ich Entwicklungen und mache Menschen glücklich, da sie darüber ihre Bedeutsamkeit im Leben erfahren. Ich mache deutlich, daß alles, was entsteht, eine Momentaufnahme der Vollkommenheit ist. Darin wird der Keim eines noch großartigeren Bewußtseins erkennbar, das nach seiner Geburt dann ebenso meiner Fürsorge bedarf.

Letztlich bin ich so eine der wesentlichen Grundlagen allen Wachstums und aller Entwicklungen, die mit einem stabilen Selbstwert einhergehen.

BRUSTDRÜSE

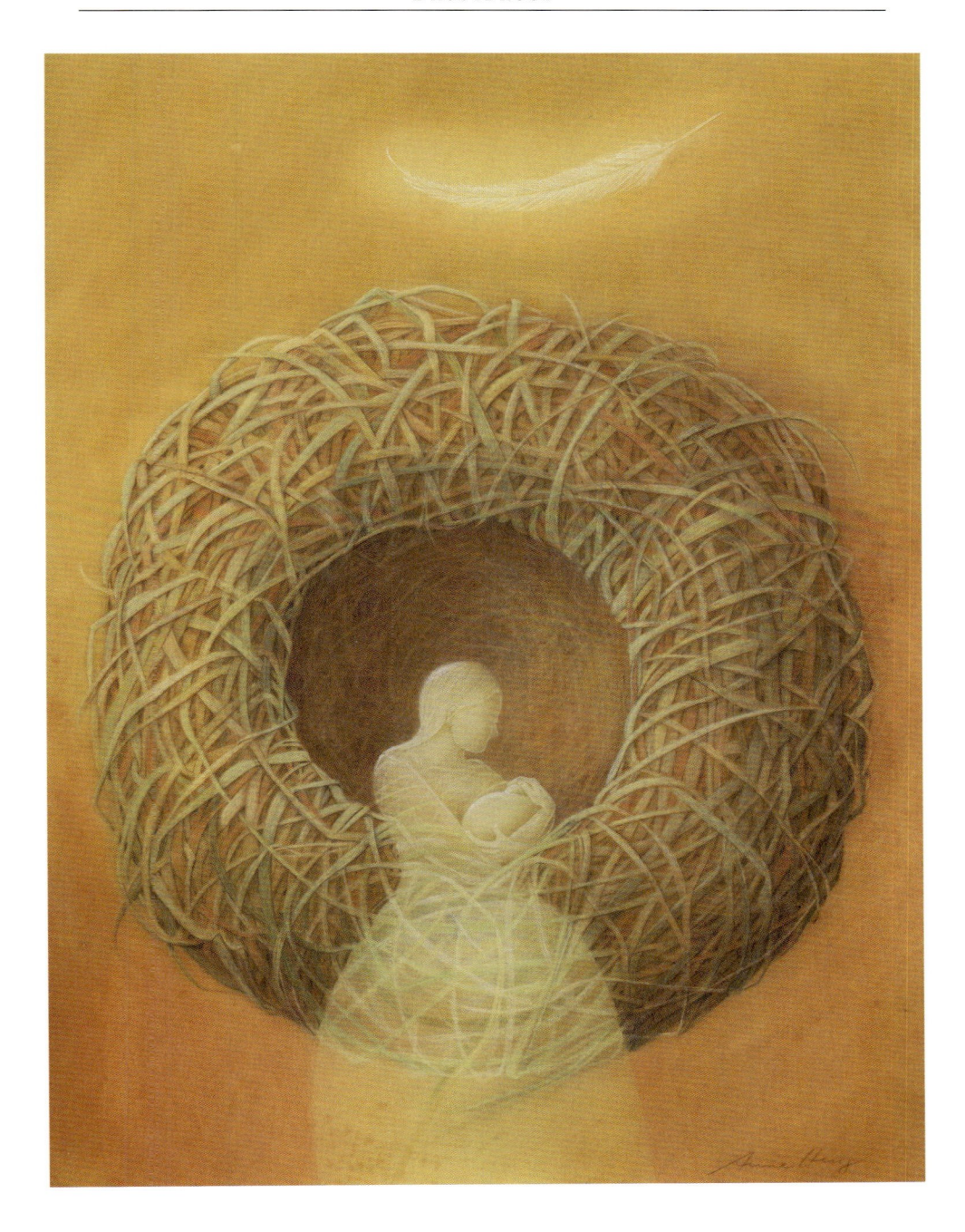

DICKDARM

Meine Aufgabe besteht in der Konzentration auf das Wesentliche. Dies betrifft die körperlichen Aspekte, den Umgang mit den Emotionen und noch viel weitreichender alles, was mit den Themen Wert und Besitz zu tun hat.

Mit meiner Kraft bündle ich die Energien, verdichte alles Materielle und sorge dafür, daß die grundlegenden Werte in vollem Glanz strahlen können. Ob in der Endphase der Verdauung oder in den weniger sichtbaren Aspekten des geistigen Bereichs, reduziere ich alles auf das, was wirklich wichtig ist.

Dies gilt gleichermaßen für Gedanken, Gefühle und energetische Impulse. Ich hole das Nützliche aus dem Vorhandenen und lasse die Reste einfach los. Mit dem Rhythmus von Konzentrieren, Annehmen und Loslassen stelle ich eine gelassene Kompetenz zur Verfügung, einen inneren Reichtum, der sich aus der Sicherheit der Fülle speist.

Dabei nehme ich in Kauf, daß sich die Werte verschieben. Wenn ich heute einer Sache einen hohen Wert beimesse, so kann diese schon morgen in einer anderen Weise bedeutsam sein. Aus diesem Bewußtsein speist sich eine Lust am Überfluß des Lebens, an einer Bereitschaft, alles zu genießen und mit dem Besten zufrieden zu sein.

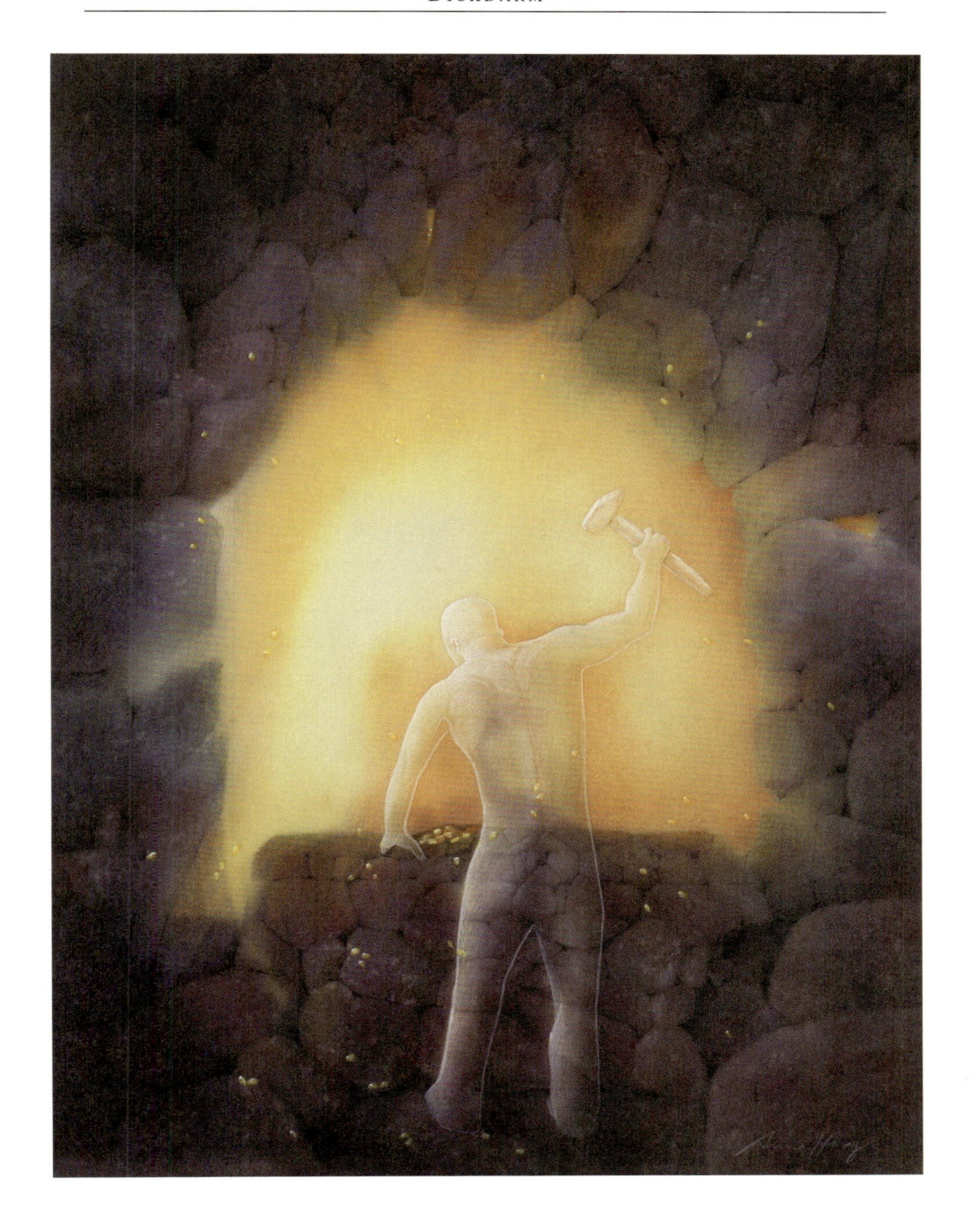

Dickdarm

DÜNNDARM

Ich bin die Hüterin des großen Netzes. Ich hole das Nützliche aus den Nahrungsmitteln und schleuse Unnötiges durch. Hierzu habe ich schon sehr früh im Leben ein riesiges Netz um den Darm gewebt, das eng mit den Gefühlen verknüpft ist. Seither erhalten Gedanken und Ahnungen umgehend ein Bauchgefühl. Im Hintergrund wache ich zudem über die Abwehrkräfte.

Meine Sprache kennt jeder: Ein lustvolles Strömen im Bauch zeugt von angenehmen Umständen. Andererseits dürfen wir mit Konflikten und Belastungen rechnen, wenn Entscheidungen von flauen Gefühlen begleitet werden.

Meine Signale aus dem Bauch weisen so auf Sympathien wie auch auf Gefahren hin. Damit biete ich dem Menschen zuverlässige Hinweise auf die lebenswichtigen Fragen, was dem Leben förderlich ist und was uns schaden könnte. So achte ich in meinem Netz besonders auf die Fäden, die mit Zuneigung, Sicherheit und Selbstachtung verbunden sind.

Durch das Verweben dieser Fäden kann ich Abneigungen, Bedrohungen und Ängste erfolgreich transformieren und die Reste aus meinem Netz entfernen. In diesem lebenslangen Prozeß forme ich eine stabile Persönlichkeit, die das Schöne genießen kann und ebenso in der Lage ist, mit Problemen erfolgreich umzugehen.

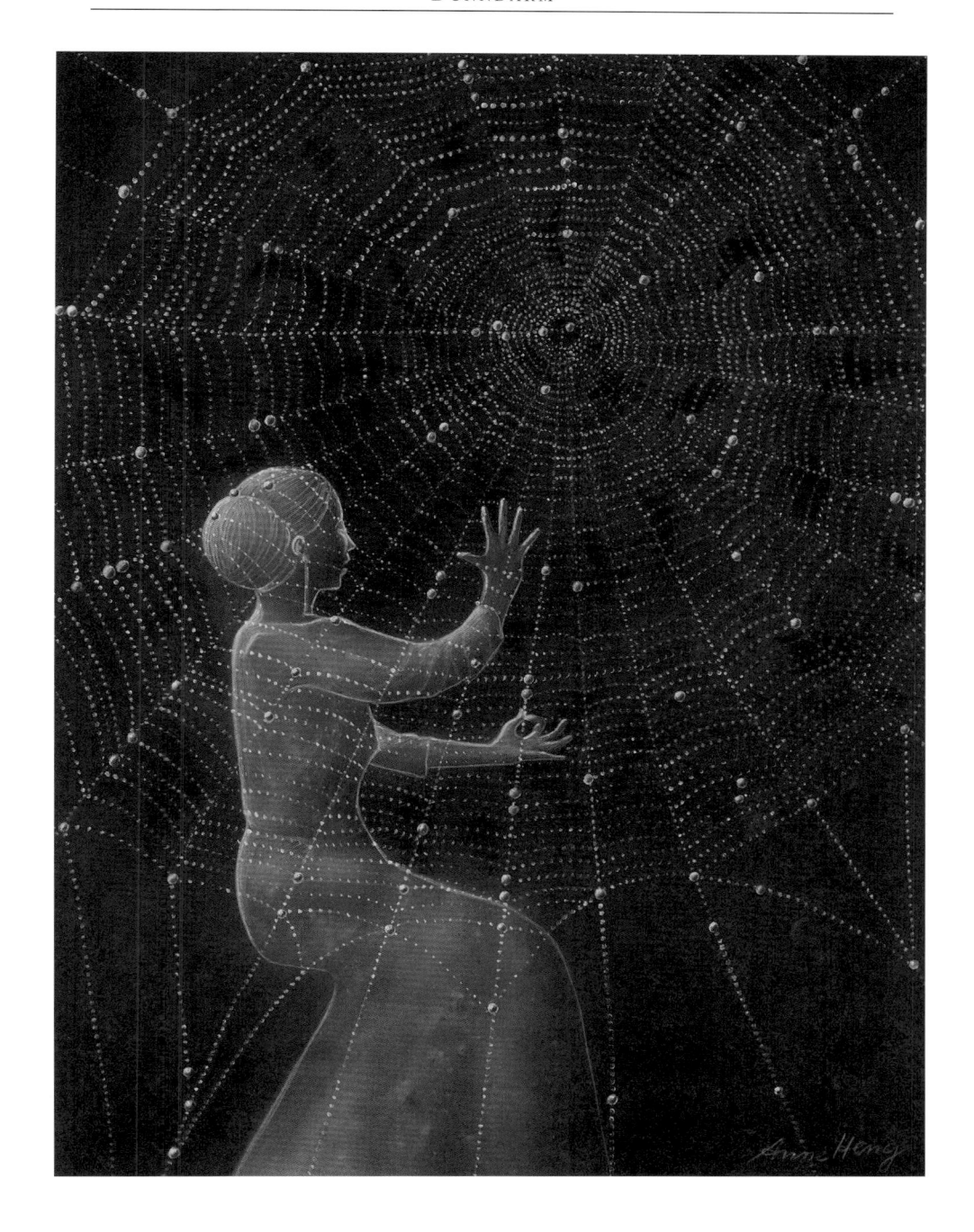

Dünndarm

FÜSSE

Ob beim Stehen, Gehen oder Laufen: Unsere feinen Wahrnehmungen sind die Grundlage für den Kontakt mit der Erde. Wir sorgen nicht nur für die Aufrichtung im irdischen Schwerkraftfeld, wir verwurzeln den Menschen auch in der Weltenseele. Wir geben Standfestigkeit in den Stürmen des Lebens, und wir vermitteln Stabilität für ein sicheres Auftreten.

Im Fortschreiten erobern wir Räume, lassen wir die Welt näherkommen und bringen gleichzeitig Körper und Seele in Richtung ihrer Ziele.

Dabei mag es scheinen, als ob uns die Leichtigkeit des Lebens schweben ließe, und ein andermal benötigen wir unsere inneren Orientierungslichter, um auf gangbaren Wegen weiterzukommen.

Die Richtung stimmt, wenn wir die Verbindung zum großen geistigen Wurzelwerk fühlen. Dann entspricht auch unsere Geschwindigkeit der Entwicklung der Seele.

Der Verstand ist über manche dieser Wege sehr erstaunt, und so meinen wir manchmal, trotz unserer Fortschritte wieder am Ausgangspunkt zu sein. Schauen wir jedoch genau hin, werden wir erkennen, daß wir durch die Erfahrungen auf dem Weg einen besseren Kontakt zum Wurzelgeflecht des Lebens gewonnen haben und daß wir letztlich immer schon am Ziel waren, da jeder Schritt das Ankommen bereits beinhaltet.

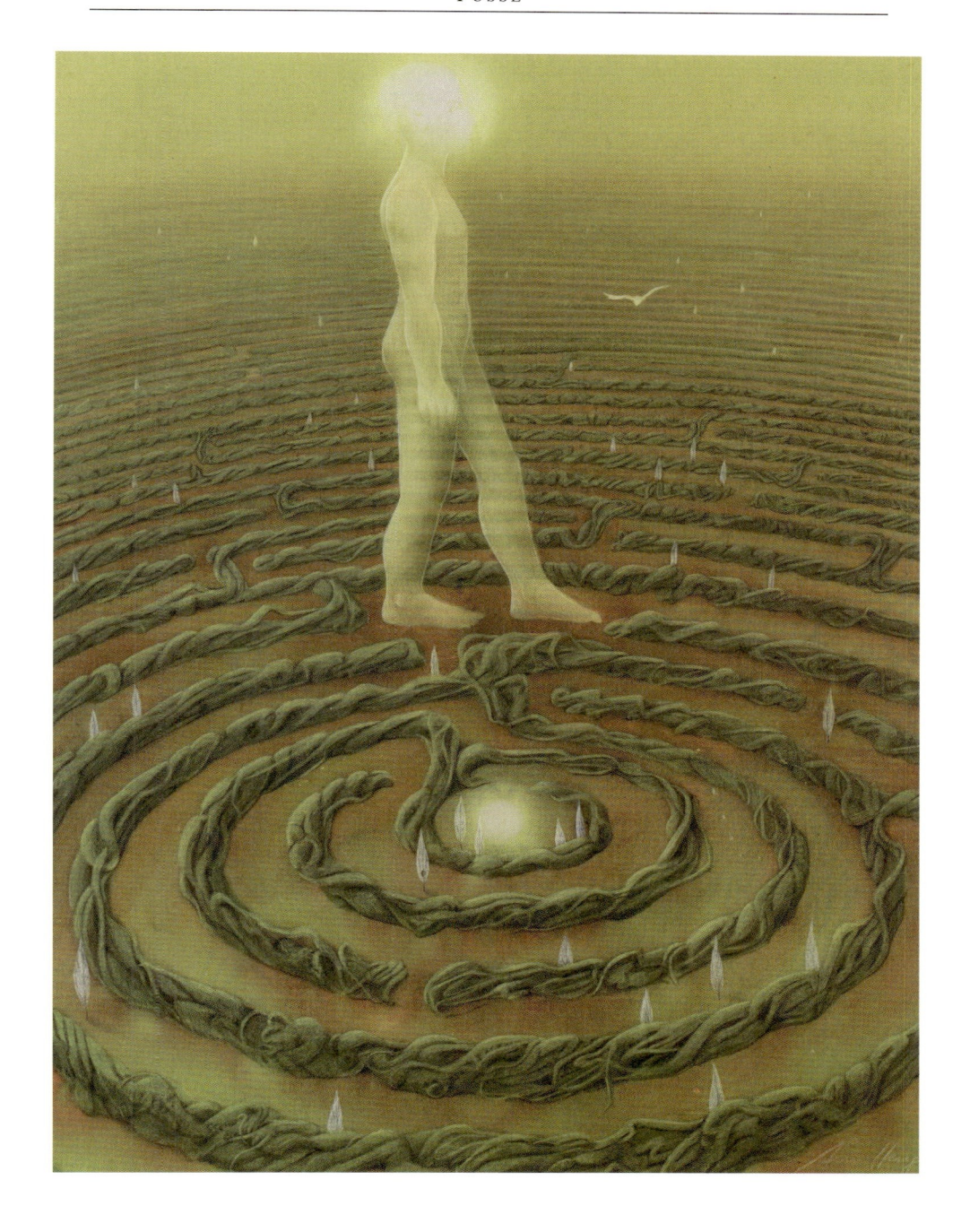

Füsse

GALLENBLASE

Der Saft, den ich für die Verdauung speichere und entlasse, entspricht genau meinem Wesen: Als Vertreter der inneren Führung kläre ich Situationen und führe zu einer durchdringenden Reinheit. So, wie meine Essenz im Verdauungsprozeß das Reine vom Unreinen trennt, so durchstrahle ich die Emotionen, Denkmuster und Verhaltensweisen.

Dadurch kommt ein geradliniges Streben in Gang, das über die Polarität hinaus zur Klarheit führt und das selbst bei kreuzenden Einflüssen eine lebensnahe Urteilskraft erlaubt.

Meistens werde ich als ein Urvertrauen wahrgenommen, das vom Licht des Mitgefühls durchflutet wird. So ist meine wissende Demut ein Garant für umsichtige Entscheidungen, die einem klaren Lebenssinn folgen.

In einem mutigen Selbstvertrauen kann ich so selbst solche Blockierungen lösen, die durch Gedanken geschaffen wurden. Meine geistige Präsenz in Stille ist von einer tiefen Leidenschaft und Liebe für das Leben durchdrungen. Damit vermag ich eine freudige Ekstase zu erzeugen, die spontane Ausbrüche von Lebenslust verbreitet und sogar in der Lage ist, Haß zu heilen.

GALLENBLASE

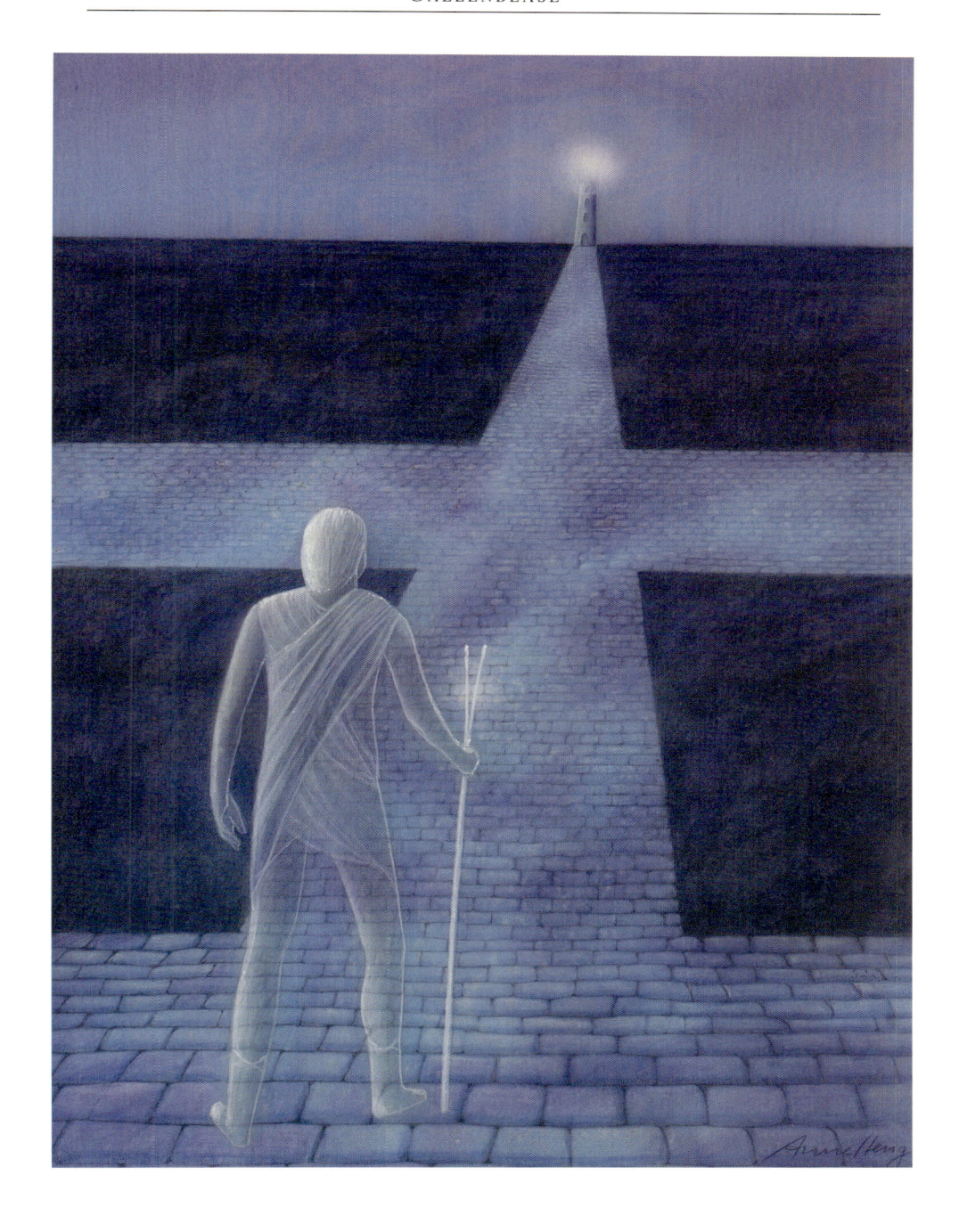

GEHIRN

Ist es nicht wunderbar: Jede meiner beiden Hälften beinhaltet eine eigene Welt. Ist die linke mehr dem Verstand und dem logischen Denken zugetan, so erstrahlt die rechte in den Farben der Gefühle und der Intuition.

Gemeinsam erschaffen sie in jedem Augenblick ein neues Universum, das von Liebe erfüllt ist. Darin leuchten die Gefühle und Gedanken durch meine verflochtenen Räume und Dimensionen, um dann in meinem unermeßlichen Ozean der Wahrnehmungen ihren gemeinsamen Platz zu bekommen.

Ich organisiere die innere Abstimmung der Organe und sorge für die Beziehungen zur Außenwelt. Damit sichere ich das Überleben auf diesem Planeten mit der Möglichkeit, das Leben mit Erfahrungen zu füllen.

Im Wesentlichen besteht meine Aufgabe darin, alles zu sortieren und daraufhin Entscheidungen zu treffen. Die Ergebnisse teile ich dann dem Bewußtsein mit.

Eine meiner größten Leistungen besteht darin, ein »Ich« zu entwickeln. Dieses »Ich« vermittelt dem Menschen eine Persönlichkeit und die Sicherheit in einem Selbst-Bewußtsein, das zu Bewertungen fähig ist.

Am besten geht es mir, wenn diese Bewertungen immer wieder hinterfragt werden und sich der Mensch humorvoll daran erinnert, daß all das auch eine Illusion sein kann, denn letztlich spiegle ich nur das ganz persönliche Universum in das Bewußtsein.

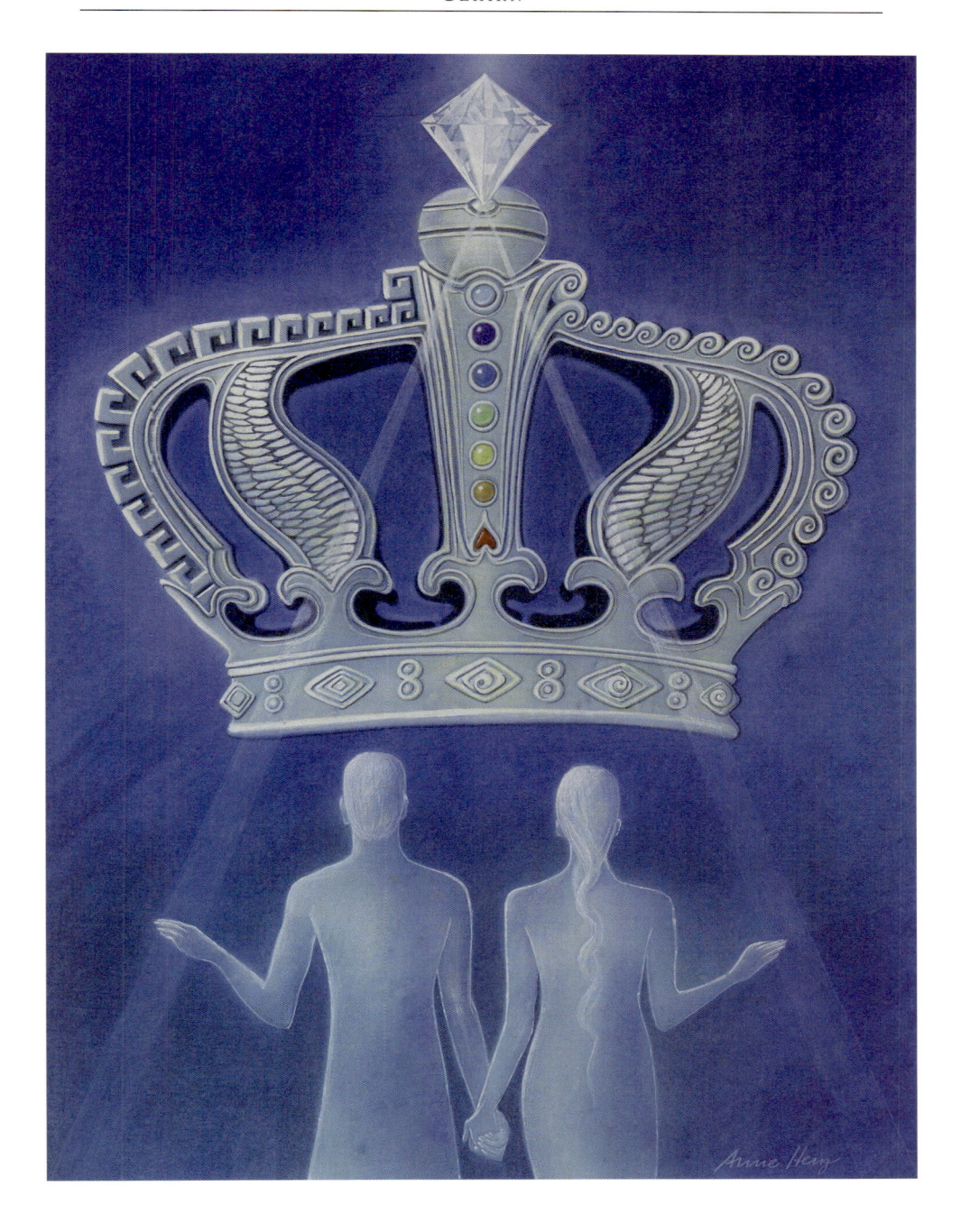

Gehirn

GESCHLECHTSORGANE, MÄNNLICH: PENIS, HODEN, PROSTATA

Wenn wir einen Jungen zum ersten Mal mit einem lustvollen Samenerguß beglücken, ist er meist irritiert. Hier mischen wir eine nie vorher gekannte Lustempfindung inneren süßen Schmelzens mit einem tief gefühlten Erwachen. Mit dieser Erfahrung machen wir den Weg zum Erwachsenwerden frei.

Wir sind die Hüter der männlichen Sexualität, der kreativen Grundkraft des Eros, die vom Herz erweckt werden will. Mit den männlichen Hormonen öffnen wir den Mann für die Schönheit des Weiblichen.

Damit entfalten wir in ihm den Drang, dem Leben seinen Samen zu schenken, die Welt zu bewegen und eine offensive Kreativität zu entfalten. Die Aufrichtung des Lingam, des Zepters der Lust, ist ein Symbol, das dem Mann die Faszination eröffnet, die Tiefen des Weiblichen in Bewußtheit zu erfahren und der Frau als Spiegel für ihre verborgenen männlichen Urkräfte zu dienen.

Dies beinhaltet die Chance, in einer hingebungsvollen sexuellen Liebe zu wachsen und ein gesundes Selbstvertrauen zu entwickeln, bei dem selbst die Unsicherheit eine Form von Stärke sein kann.

Eine Frau zu erkennen bedeutet dann, sich über die Berührung hinaus berühren zu lassen, um dem Wesen der Frau in der Tiefe der Seele zu begegnen.

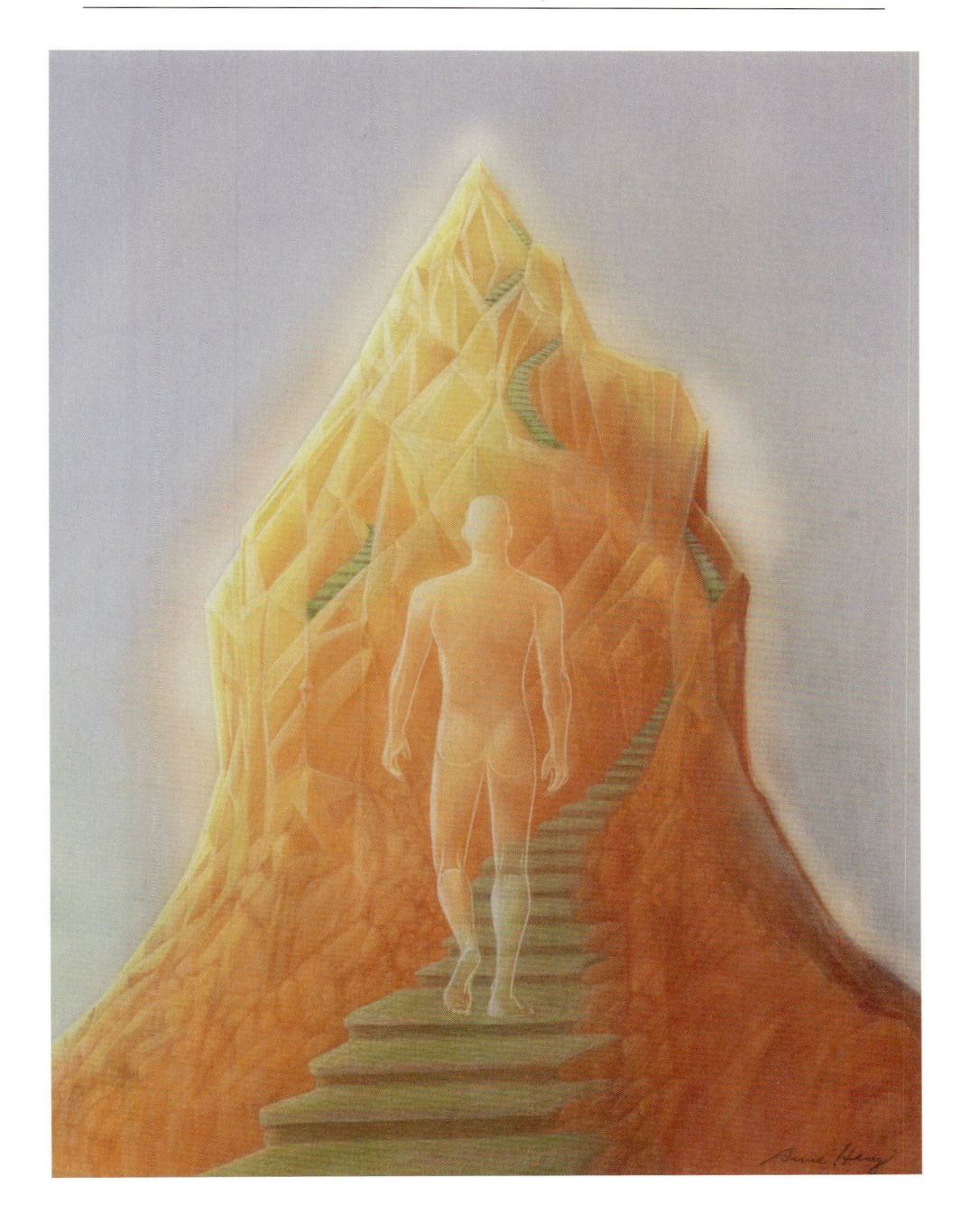

Geschlechtsorgane, männlich

GESCHLECHTSORGANE, WEIBLICH: GEBÄRMUTTER, EIERSTÖCKE UND VAGINA

Anfangs melden wir uns nur sehr leise und vermitteln Empfindungen, die als wohlige Schauer den ganzen Körper umfassen. Dies sind die Klopfzeichen der weiblichen Sexualität, der kreativen Grundkraft des Eros, die vom Herz erweckt werden will.

Dieser zarten Blüte geben wir in der Pubertät ein zunehmendes Vertrauen in das Frau-Sein, damit sie heranwachsen kann, um die Lust an diesen Lebensimpulsen zu entdecken und das erotische Begehren zu erfahren.

Unsere Hormone formen dazu den Körper und öffnen die Portale zum Ozean des Frau-Seins, wo die weibliche Identität mit ihren ureigenen Rhythmen zu Hause ist, die im Einklang mit den Gezeiten der Welt schwingen.

Mit diesem weiblichen Mondpuls sind wir die Schöpferkraft des Lebens selbst, die einem klaren Rhythmus folgt: Wir öffnen die Frau für das Wirken in der Welt, und in der Rückbesinnung regenerieren wir die Kräfte in den Wassern der Erde.

In einer solchen Selbstbestimmung können wir den Genuß des sexuellen Energieaustauschs fördern und dem Mann als Spiegel für seine verborgenen weiblichen Urkräfte dienen.

Unser Auftrag besteht darin, dem empfangenden Prinzip Ausdruck zu verleihen, lustvoll zu wachsen und die innere Frau für eine hingebungsvolle Liebe zu öffnen, auch um in der Schatzkammer der Evolution neues Leben zu gebären.

Einen Mann zu erkennen bedeutet dann, ihm in der Tiefe der Seele zu begegnen und in der Vereinigung die Existenz zu feiern.

GESCHLECHTSORGANE, WEIBLICH

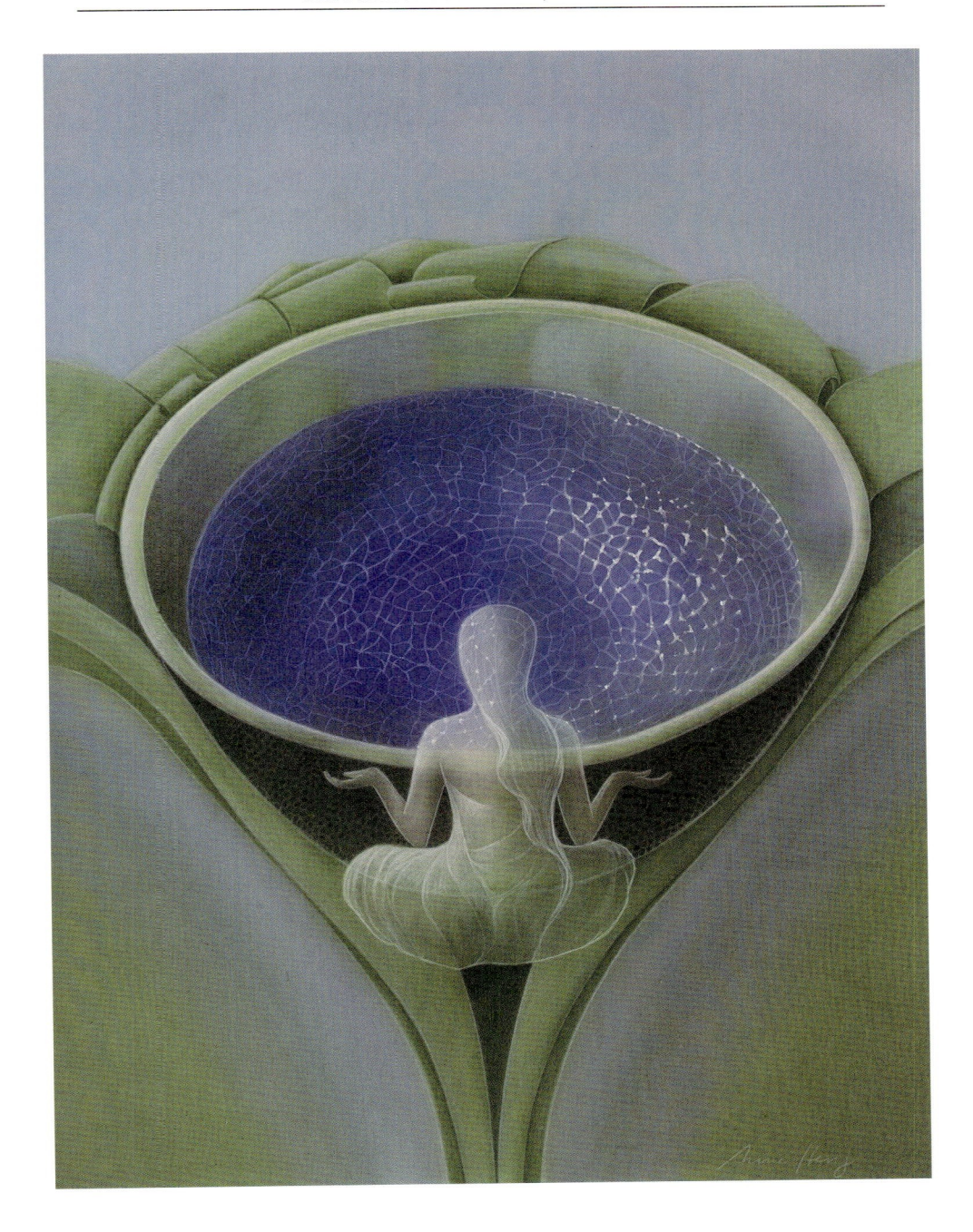

HÄNDE

Wir behandeln Gedanken und Gefühle so, als wären sie dinglich vorhanden. Auf dieser Grundlage zünden wir das Feuer der Ideen, um das Leben weiterzubringen. Hierzu können wir feinste Energien spüren und ebenso kraftvoll zupacken.

Wir sind wie die Jongleure, die zwischen Geist und Materie vermitteln, und durch uns ist der Mensch den Elementen verpflichtet. So besteht unser Auftrag darin, Tatsachen aus geistigen Energien zu schaffen und Geschaffenes in die Sprache des Geistes zu übersetzen, Energien zu lenken und in beiden Welten das Spiel des Lebens zu gestalten.

In diesem Handeln knüpfen wir ein Flechtwerk von Beziehungen zwischen allem Lebendigen. Mit uns kann sich der Mensch über die Materie erheben und durch uns ist er darin eingebunden.

Wir geben den Halt, der für das Leben nötig ist, und durch uns wird der Mensch gleichermaßen in der Welt gehalten. In meinem anderen Wesensmerkmal handle ich durch das Öffnen meiner Hände. Freigiebigkeit, Loslassen von Überholtem und Annehmen, was zur Verfügung steht – so bringe ich mit offenen Händen eine tief empfundene Würde in alle Verhältnisse.

In einer solchen Wertschätzung können wir als Werkzeuge der Liebe für die Entstehung einer Welt dienen, in der die menschlichen Errungenschaften zur gegenseitigen Unterstützung weiter wachsen.

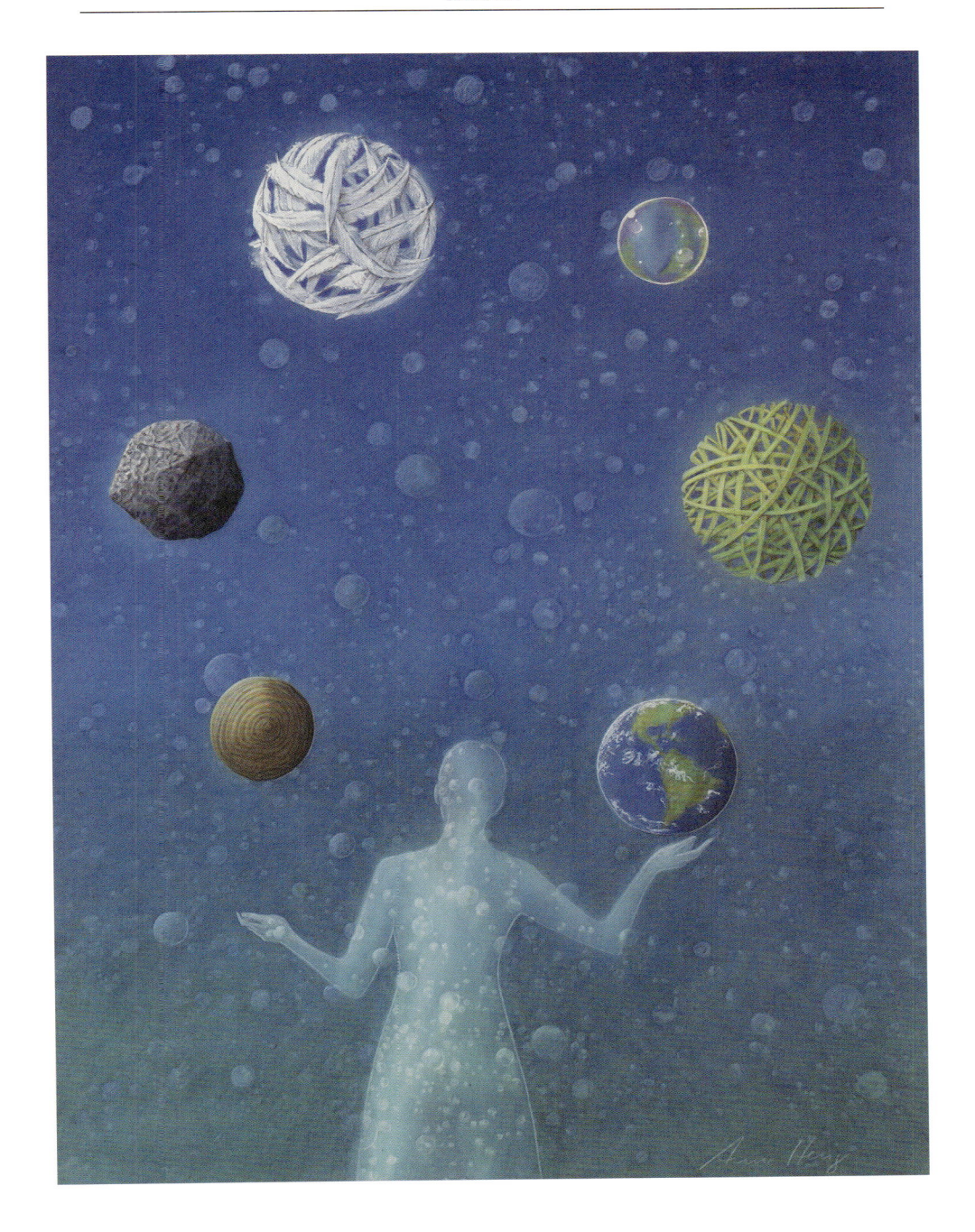

HÄNDE

HAUT

Ich bin der Hort der Geborgenheit, und ich schenke Erfahrungen, die uns direkt mit dem Innersten in Berührung bringen. Während sich außen eine Gänsehaut bildet, wird das Gefühl von einem Frösteln erfaßt, und manchmal öffnen sich sogar die Tränenschleusen vor Ergriffenheit.

Damit ermögliche ich einen lebendigen Austausch und lebenswichtige Kontakte für die Verbindung nach innen und von innen nach außen.

An der Körpergrenze erhalten wir die Gewißheit, daß alles innerhalb davon zu uns gehört und daß die Außenwelt wohl etwas anderes sein muß. Damit gewinnen wir Selbst-Bewußtsein im wahrsten Sinne des Wortes.

Im Laufe des Lebens lasse ich den Menschen durch solche Grenzerfahrungen immer mehr von seinem Selbst entdecken und vermittle die Einsicht, daß das Selbst keineswegs an der Körpergrenze endet, sondern den gesamten Raum der Energiepräsenz umfaßt.

Ich organisiere einen stabilen Schutz des körperlich-energetischen Hüllraumes. Ich bringe das Gespür für Nähe und Distanz in die Bewußtheit und öffne den Energieraum für Freunde und liebevolle Umarmungen.

Dies ermöglicht uns, den Energieraum unserer Präsenz immer mehr zu vergrößern und Ereignisse wahrzunehmen, die weit außerhalb unserer bekannten Sinne stattfinden. Letztlich beinhaltet dies die Erfahrung, daß es keine Grenzen gibt und daß alle Beschränkungen nur in unseren Vorstellungen existieren.

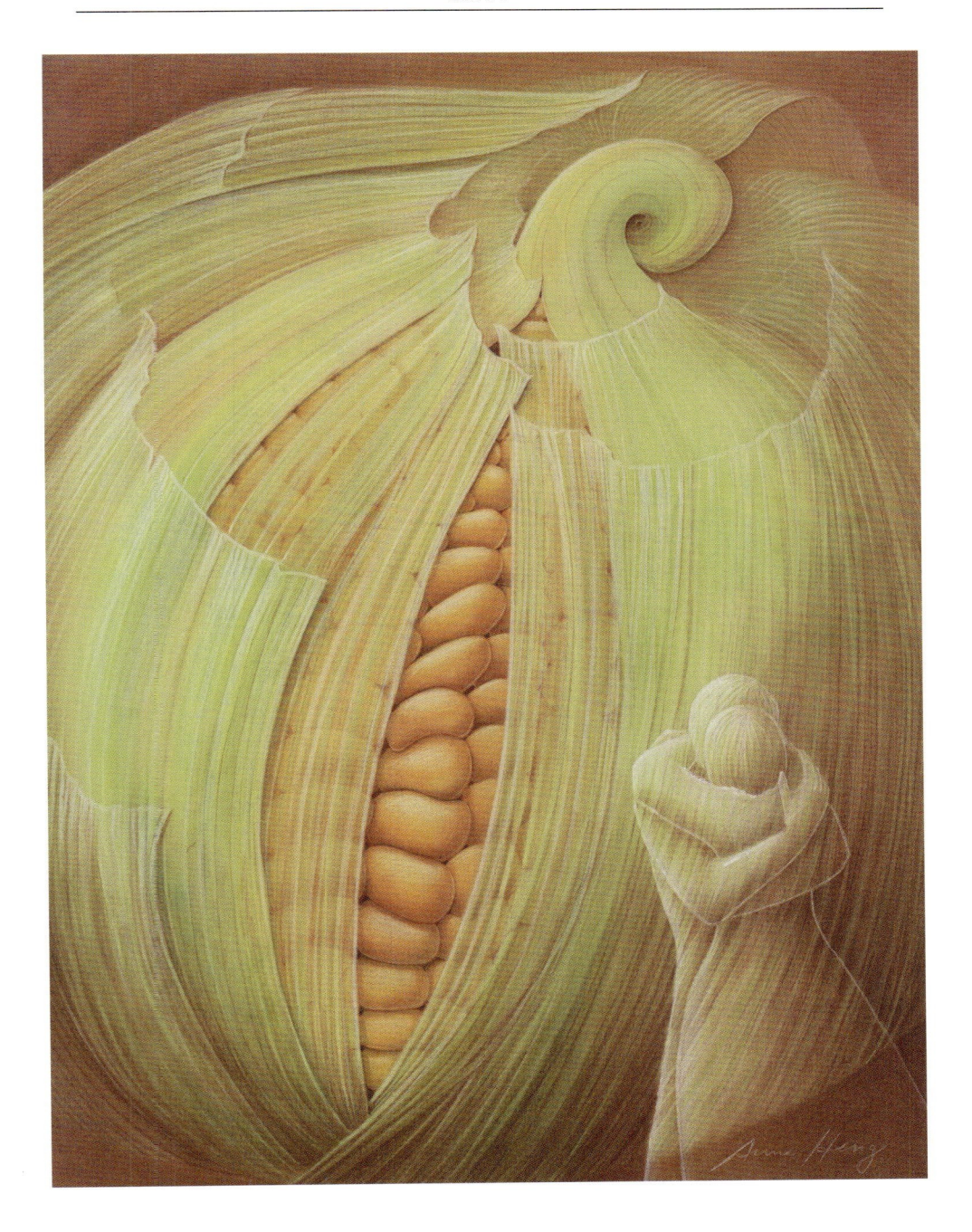

HAUT

HERZ

Hineingestellt in den Lebensfluß, durchdringt mein Rhythmus und mein wärmendes Strömen kraftvoll inspirierend das Gefüge von Leib und Seele bis in die entferntesten Winkel. Feinfühlig registriere ich selbst kleinste Impulse und synchronisiere das Zusammenspiel der Organe bis hin zu den geistigen Ebenen.

Dies ist mein Territorium, in dem ich mit meiner ganzen Kraft all das schütze, was mit mir verbunden ist. Meine innersten Impulse werden durch den Rhythmus aus Anspannung und Entspannung wie Wellenkreise in die Welt getragen, und meine seelischen Kammern empfangen die unendlich vielfältigen Resonanzen des Universums.

Sei es Stein, Pflanze, Tier oder Mensch, ich stehe mit dem Wesenskern der Existenz in Verbindung und achte auf das tiefe Empfinden von Zugehörigkeit mit allem Lebendigen. In dieser Form von Liebe entsteht ein tatkräftiges Mitgefühl aus dem Innersten heraus, bei dem selbst unangenehme Wahrheiten nicht verletzen.

Meine übergreifende Weisheit räumt Unklarheiten aus und vermittelt not-wendige Antworten aus fühlenden Seelengründen, die einem tiefen inneren Verständnis folgen. Dies öffnet neue Pforten für die Liebe und schafft Raum für ungeahnte Lebenswirklichkeiten.

Ganz besonders gilt dies für den Dialog zweier Herzen, wo mein Rhythmus die Liebe in ihrem machtvollen Strom begleitet. Beseelt mit dieser Kraft des Lebens können zwei Menschen den Lauf der Welt verändern.

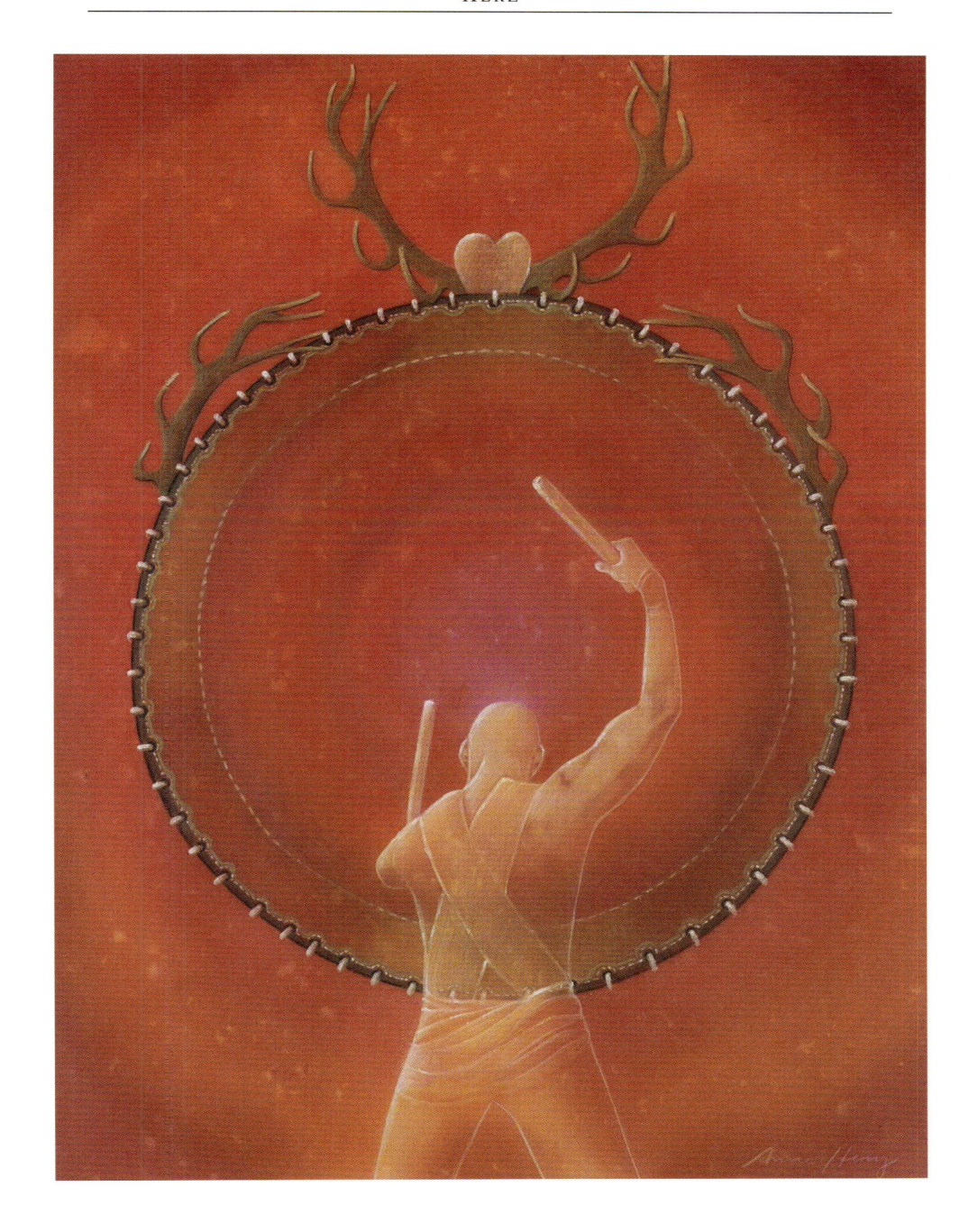

Herz

HÜFTE

Geht es um die Umsetzung von Zielen oder Vorhaben, bin ich der Generator, mit denen die Energien dazu verfügbar werden. Dabei markiert die Mitte zwischen meiner linken und rechten Hüfte den inneren Zentrierungspunkt des Menschen, sein Mobilitätszentrum. Von hier aus führe ich den Reigen der Muskeln und Gelenke an, hier erfüllt sich jede Atemwelle, und von hier aus starte ich die Antriebskräfte, um unsere Ziele in beweglicher Entschlossenheit zu erreichen. Welche Widerstände auch im Weg sein mögen, mein Grundimpuls lautet: »Auch das ist überwindbar!«

Gemeinsam mit dem Beckengefüge bilde ich den sexuellen Spannungsbogen. Hier wirke ich sowohl in einem feinen unscheinbaren Vibrieren wie auch mit kräftig ausladenden Beckenbewegungen als Triebfeder für Entwicklungen.

Ich bin der Dreh- und Angelpunkt der menschlichen Aufrichtung und die Basis der inneren Balance. Daher haben Bewegungen aus meiner Mitte heraus eine weitreichende Wirkung. Sie erlauben uns nicht nur, einen gewünschten Ort zu erreichen, sondern sie sind ebenso geeignet, Ideen voranzubringen und sie wie Fackeln in die Welt zu tragen.

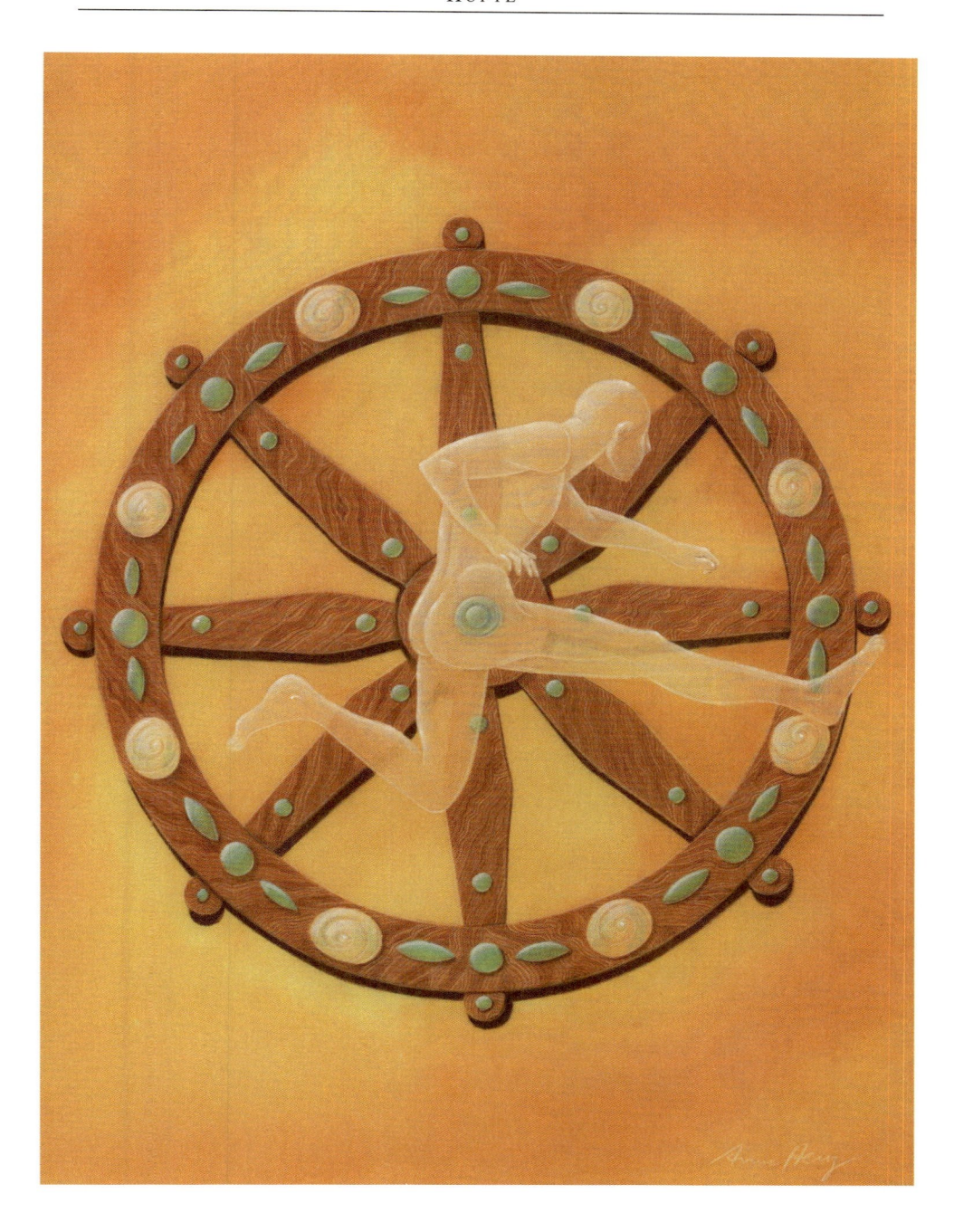

HÜFTE

KEHLE

Mit Engelszungen reden oder wie Nachtigallen singen; in Gesellschaft mit dem Atem verleihen meine Stimmbänder dem Menschen die Ausdruckskraft der Worte und das Klangwunder des Gesangs.

Meine Laute sind dabei so vielfältig wie die Menschen, die sie hervorbringen: Gurren, Klicken, Trillern, Zischen, Pfeifen oder Rollen; all das kündet vom Denken und noch mehr von den Gefühlen.

Nach ihrer Entstehung erhalten die Laute ihre Grundformen und werden dann in den Klangräumen von Volumen und Tiefe erfüllt. So erreichen sie als Sprache oder Stimme die Herzen der Geschöpfe, und im Inneren beschallen sie alle Bereiche von Körper und Seele.

So ist meine Struktur ein Spiegel des Grundempfindens, der nach innen und nach außen Verständigung bringt.

»Die Gedanken sind frei!« – dieses Thema ist mein Anliegen, das ich in tiefer Liebe laut nach außen trage und das den Menschen in tausendfachem Echo wieder erreicht. Ist darüber hinaus meine Haltung gut gestimmt, kann ich den ureigenen Ruf klar erschallen lassen, um Freunde und Geliebte einzuladen, aber ebenso um Feinde und Probleme mit diesen Urkräften abzuwehren.

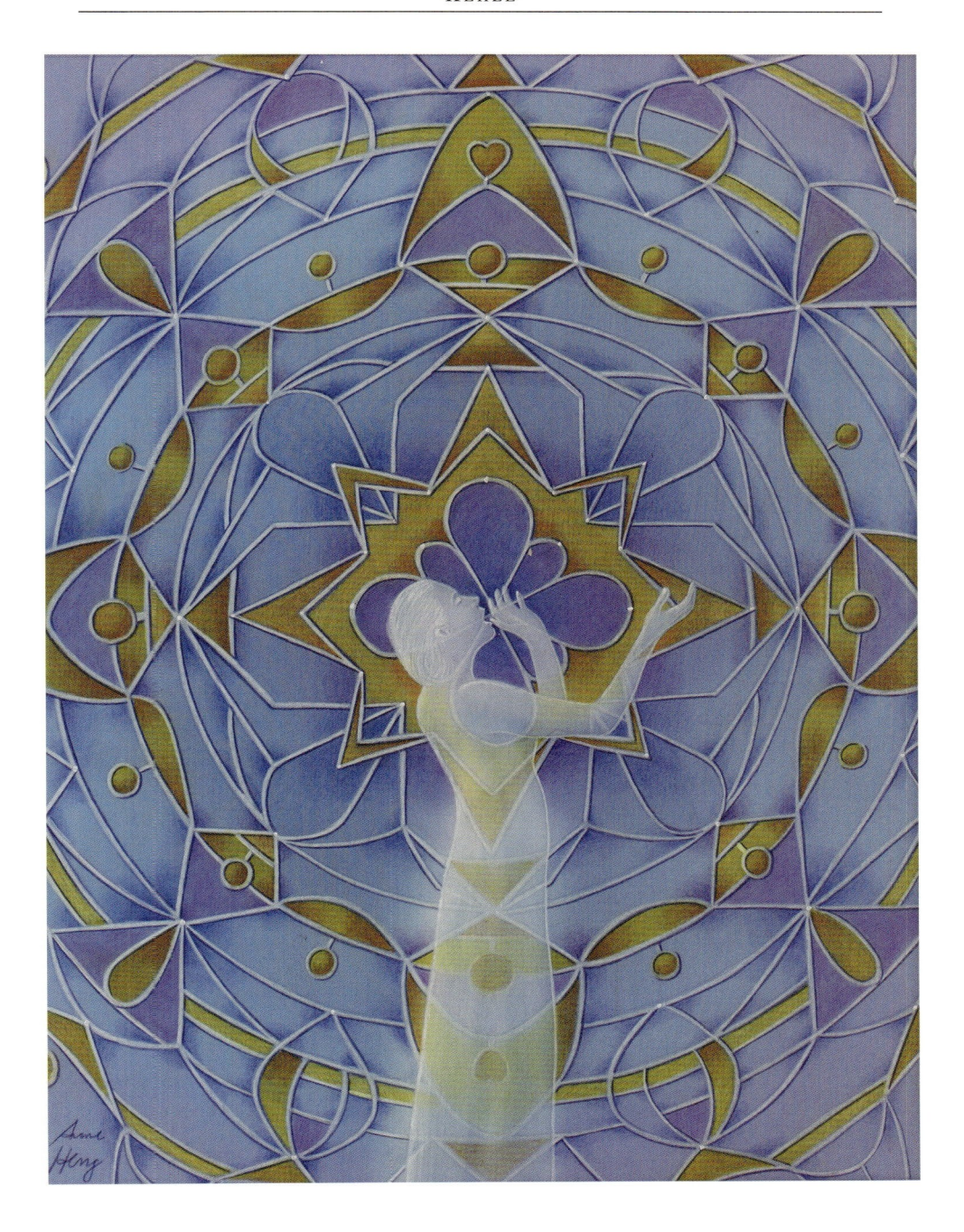

Kehle

KNIE

Wir bilden das Zentrum für die Passage der Erdenkräfte in den Leib und erfüllen auf eine lustvolle Weise das gesamte Wesen mit dem Tanz des Lebens. Damit gewährleisten wir eine stabile Flexibilität im irdischen Schwerefeld, wo wir selbst dann für ein sicheres Gleichgewicht und für Standhaftigkeit sorgen, wenn die Grundlagen ins Schwanken geraten.

Über unsere federnde Spannkraft kontrollieren wir die aufsteigenden Energien in die Wirbelsäule, wir bringen eine Form von Eleganz in die Aufrichtung des Menschen und wir verleihen allen Angelegenheiten Nachdruck bei der Durchsetzung. Dies wird besonders ab dem Zeitpunkt spürbar, wenn sich unsere Wachstumsfugen schließen, denn damit findet der letzte Schritt zum Erwachsenwerden statt.

Im Wechselspiel von Beugen und Strecken offenbaren wir die Würde der Existenz: Beim Strecken entfalten wir eine Lebensverwirklichung, in der die eigene Bedeutung im Leben spürbar wird, und beim Beugen dienen wir dem Universum in liebender Hingabe aller unserer Kräfte. Über diesen Rhythmus gewinnen wir unseren Stand im Gefüge der Welt und das sichere Vertrauen, daß wir in jeder Begegnung ebenbürtig sind.

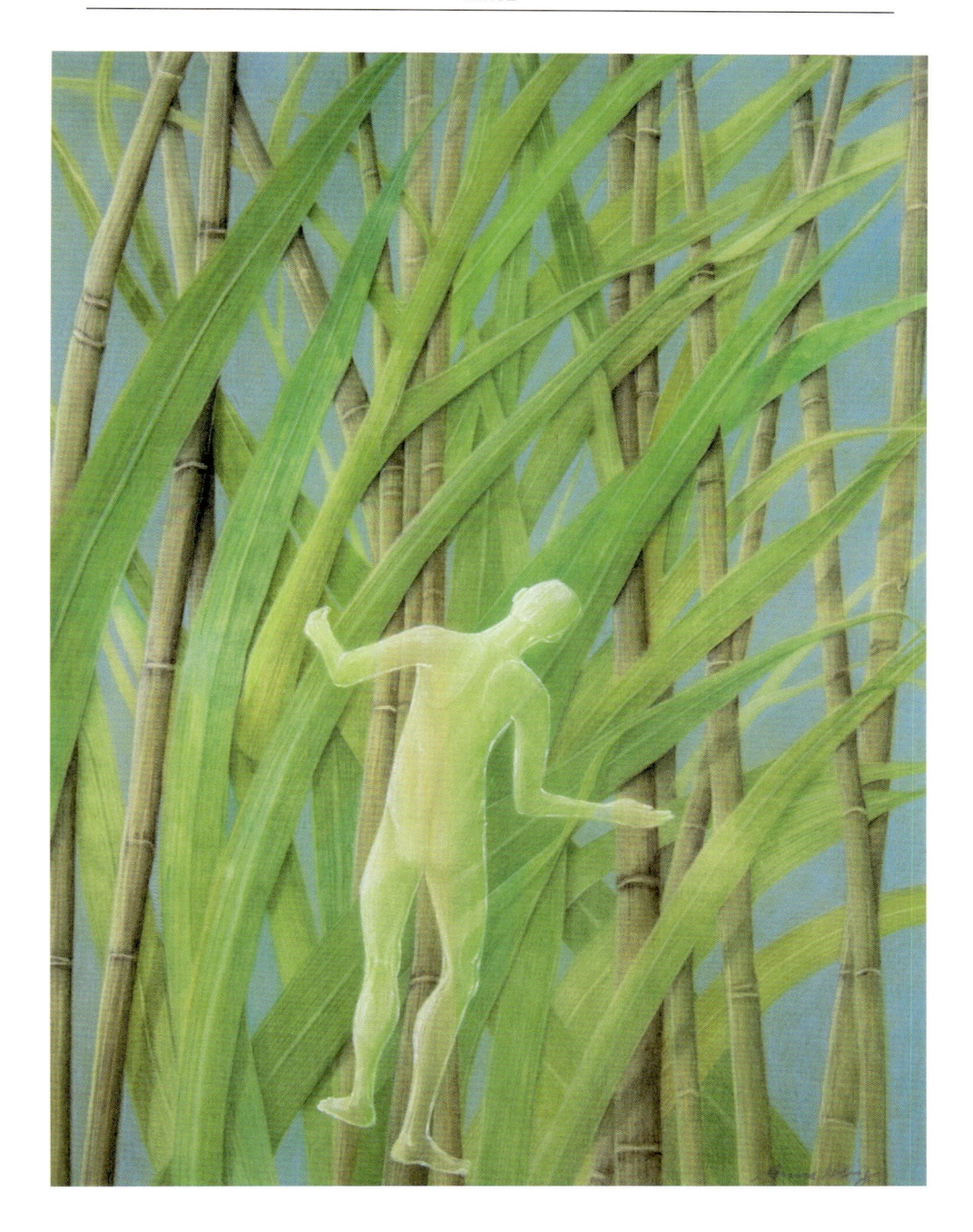

LEBER

Ich bin das zentrale Stoffwechselorgan für Leib und Seele. Ob Nährstoffe, Gefühle oder Gedanken, über mein Wirken mache ich uns die Umwelt zu eigen.

Dazu verwandle ich die einverleibte Nahrung in Energieträger und Baustoffe, verändere sie, und, wenn notwendig, entgifte ich sie. Gleichermaßen prüfe ich geistige Impulse, Situationen wie auch Begegnungen auf ihre Stimmigkeit.

In Verbindung mit meiner Fähigkeit, Strategien zu entwickeln, sorge ich für einen stabilen Selbstwert des Menschen. So kann ich die Fülle des Lebens verwerten, Energien speichern und überflüssige Reste aus Körper und Seele entfernen.

Damit verbunden ist auch das richtige Maß, mit dem ich dem Menschen immer die optimale Energiefülle zur Verfügung stelle. Dies betrifft auch unsere flüssige Lebenskraft, das Blut. Diesem Elixier bin ich besonders zu Diensten. Ich halte es in seinen Grenzen und bewahre es in seinem Fluß.

Mit allen diesen Fähigkeiten öffne ich das menschliche Feld für die Kräfte der Selbstbehauptung, um glücklich zu sein. Letztlich bin ich so die Instanz für eine lachende Kreativität, die aus dem Innersten heraus Wege bahnt, damit das Leben und die Liebe gelingen.

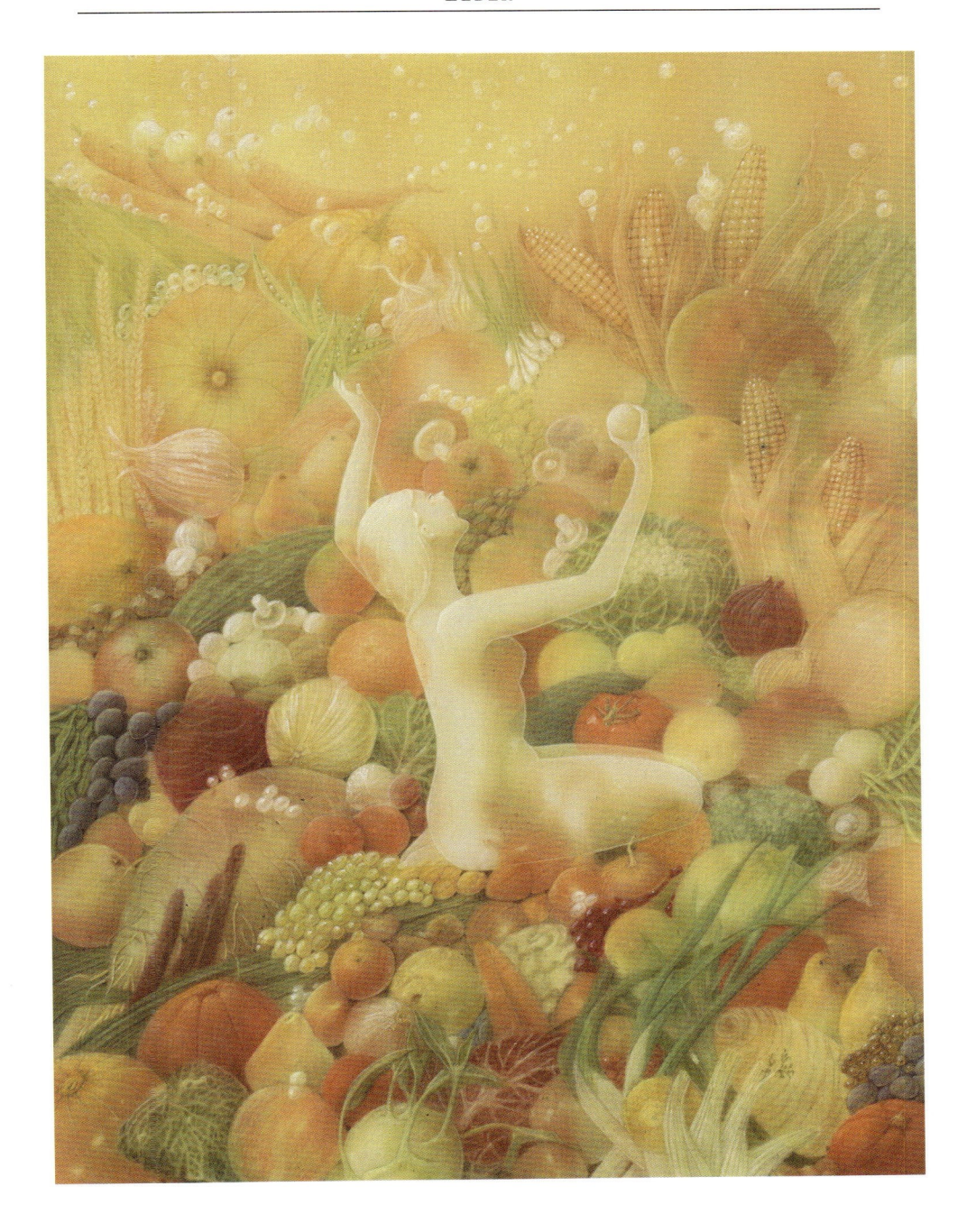

LUNGE

Vom ersten Schrei bis zum letzten Atemhauch folgen meine mächtigen Flügel dem Rhythmus des Lebens. Meine Kraft hat viele Namen: Prana, Odem oder Qi. Sie alle sind Ausdruck für den Strom der Lebensenergie, der aus dem inneren Selbst entspringt.

Dieser Energiefluß verteilt sich in unendlicher Weise in Leib und Seele, um nach der Wiedervereinigung in seinem Ursprung beim nächsten Atemzug erneut zu beginnen. An den Scheitelpunkten dieser Bewegungen verbinde ich die Innenwelt mit der Außenwelt. Genau in diesen Momenten offenbare ich das Mysterium von Entstehen und Vergehen, dort bringe ich den Puls des Universums in das Leben und gebe dem Pendel zwischen Selbstbewahrung und Hingabe immer wieder einen neuen Impuls.

In diesem Kreislauf bin ich in allen Elementen zu Hause. Mein Feuerhauch kann alles Leben geistig entflammen, meine Wasser der Seele zu den schier unergründlichen Tiefen der Gefühle führen; meine Erdhöhle vermittelt eine sichere Geborgenheit und meine luftigen Schwingen tragen hin zu einer klaren Übersicht.

In der achtsamen Balance von Herz und Verstand erhalten meine Kräfte ihren Ausdruck im Wort. Damit lassen sich meine Energien überallhin lenken, auch zu den Organen. Doch die kennen mich eh schon längst, denn seit Anbeginn wiegen sie sich wohlig im Rhythmus meiner Flügel.

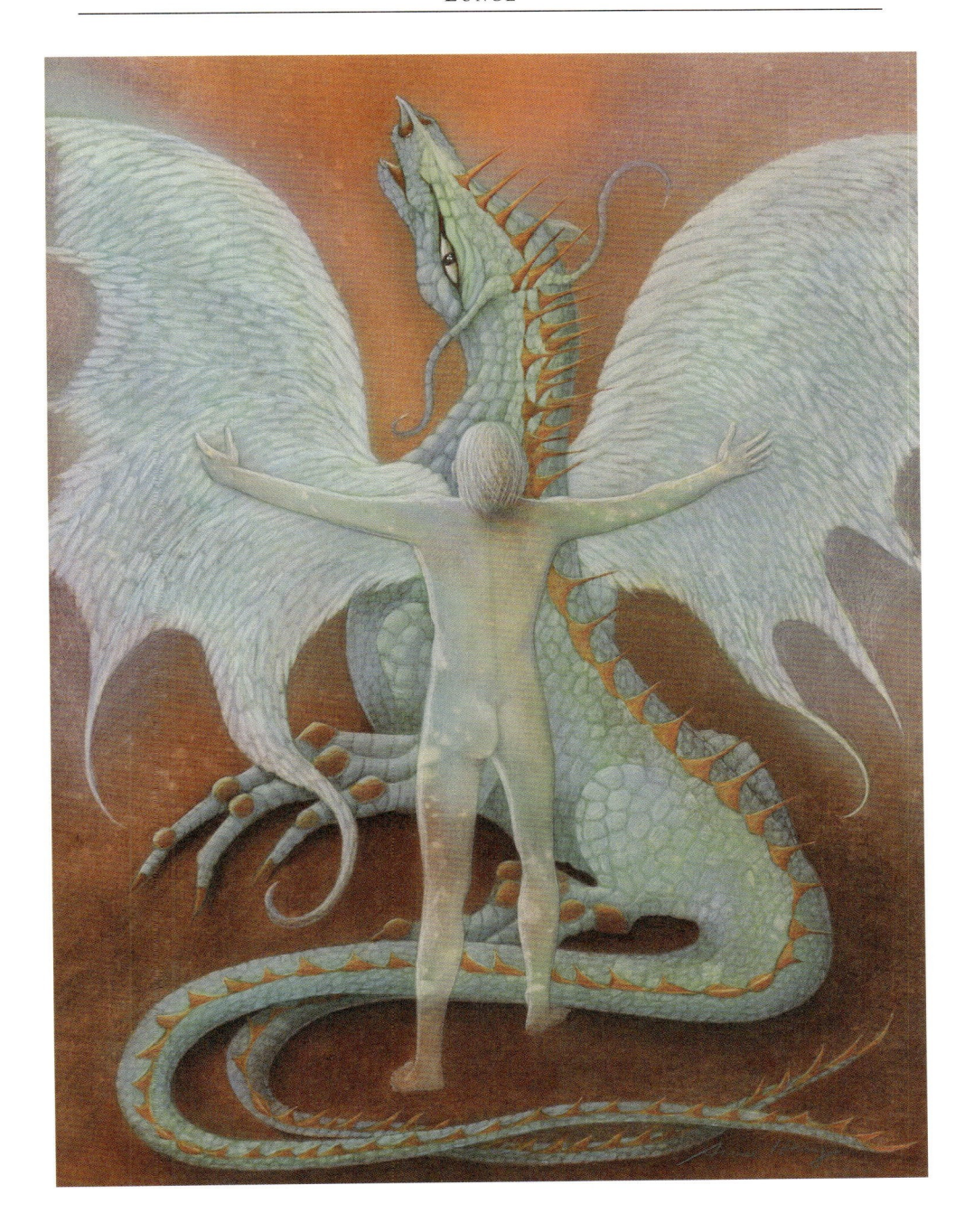

Lunge

MAGEN

In meinem Kessel werden nicht nur die Speisen und Getränke aufgeschlossen, mit denen mein Organ gefüllt wird. Ich kümmere mich ebenso gründlich um die Gedanken und Gefühle, denn mit diesen Energien nähre ich die Seele.

All dies vermenge ich zu einem Sud, aus dem die Grundkraft für das Leben entsteht. Die Qualität der Zutaten, die Intensität des inneren Feuers und die Achtsamkeit im Umgang mit meinem Kessel bestimmen die Energieausbeute, die ich daraus hervorbringen kann.

So lassen vor allem natürliche Nahrungsmittel und positive Gefühle meinen Kessel freudig brodeln. Wenn ich zudem Wohlwollen, Mitgefühl und Einsatzbereitschaft erhalte, kann mein Feuer richtig lodern. Damit bin ich in der Lage, alle störenden Einflüsse, wie Heißhunger, Begierden oder Konflikte zu Erkenntnissen zu transformieren.

Mit solchem Zaubertrank werden überholte Muster von meinen Flammen verzehrt, die Belastungen verschwinden mit dem abziehenden Rauch, und die tiefen menschlichen Bedürfnisse nach Anerkennung gewinnen eine Wiedergeburt in Liebe. Damit verwandle ich Schwere und Sorgen in handlungsfähiges Wohlgefühl.

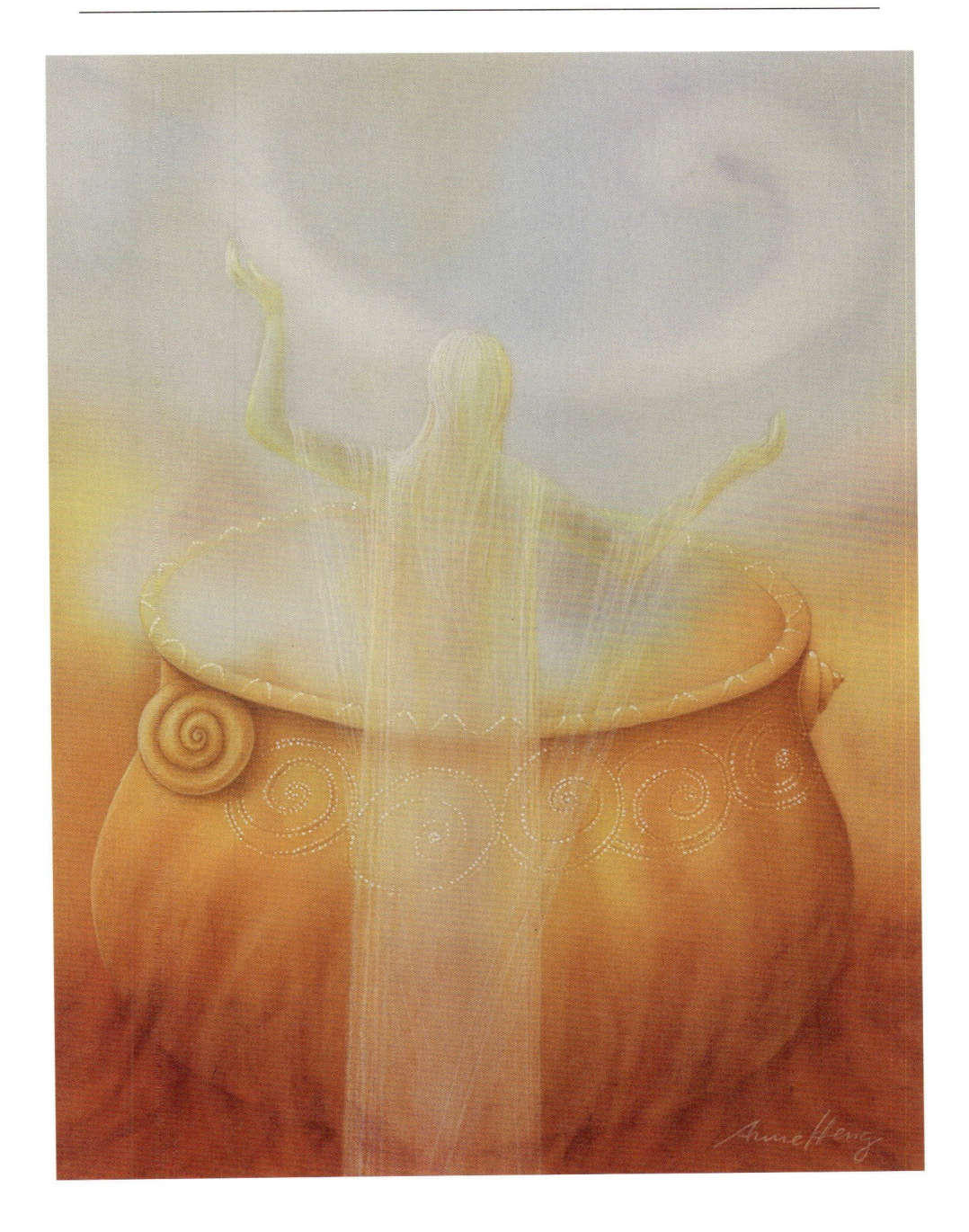

MAGEN

MILZ

Ich werde häufig verkannt, übersehen oder gar gefürchtet. Dabei stehe ich für die Durchsetzung körperlicher und seelischer Eigenständigkeit. Die Altvorderen haben mir sogar die Bedeutung einer inneren Sonne zugestanden, die jede einzelne Zelle mit den Strahlen des Bewußtseins versorgt.

Alle diese Aufgaben verrichte ich in einer geistigen Klarheit. Mit dem Aussortieren überalterter Blutzellen bin ich Garant für eine gute Leistungsfähigkeit des Blutes und damit des Individuums. Zudem trainiere ich in meiner Kaderschmiede des Immunsystems die Eliteeinheiten der Abwehr.

Dies sind die bekannteren, die körperlichen Aspekte. Doch auch seelisch steht bei mir die Klarheit im Programm. An den Schwellen der Persönlichkeit bewache ich die Zugänge zu den Entwicklungsstufen.

Im Übergang von der Abhängigkeit im Babyalter zum emotionalen Selbstausdruck der Kindheit kontrolliere ich die Fluten der Gefühle, die hier Einlaß begehren.

Die nächste Schwelle wird mit dem Einsetzen der Verstandesleistungen erreicht. Hier bin ich die Wächterin, die überfordernden Gedanken Einhalt gebietet.

An der dritten Schwelle stehe ich in der Pubertät am Übergang zum Erwachsenwerden. Hier wehre ich Fremdeinflüsse ab, um eine gute Entwicklung zu einer eigenständigen Persönlichkeit in Selbstachtung zu ermöglichen. Hier bin ich insbesondere dafür zuständig, die Konzepte der Vorgeneration sterben zu lassen, damit der Mensch in seiner dauernden Wiedergeburt mit der Entwicklung der Weltenseele Schritt halten kann.

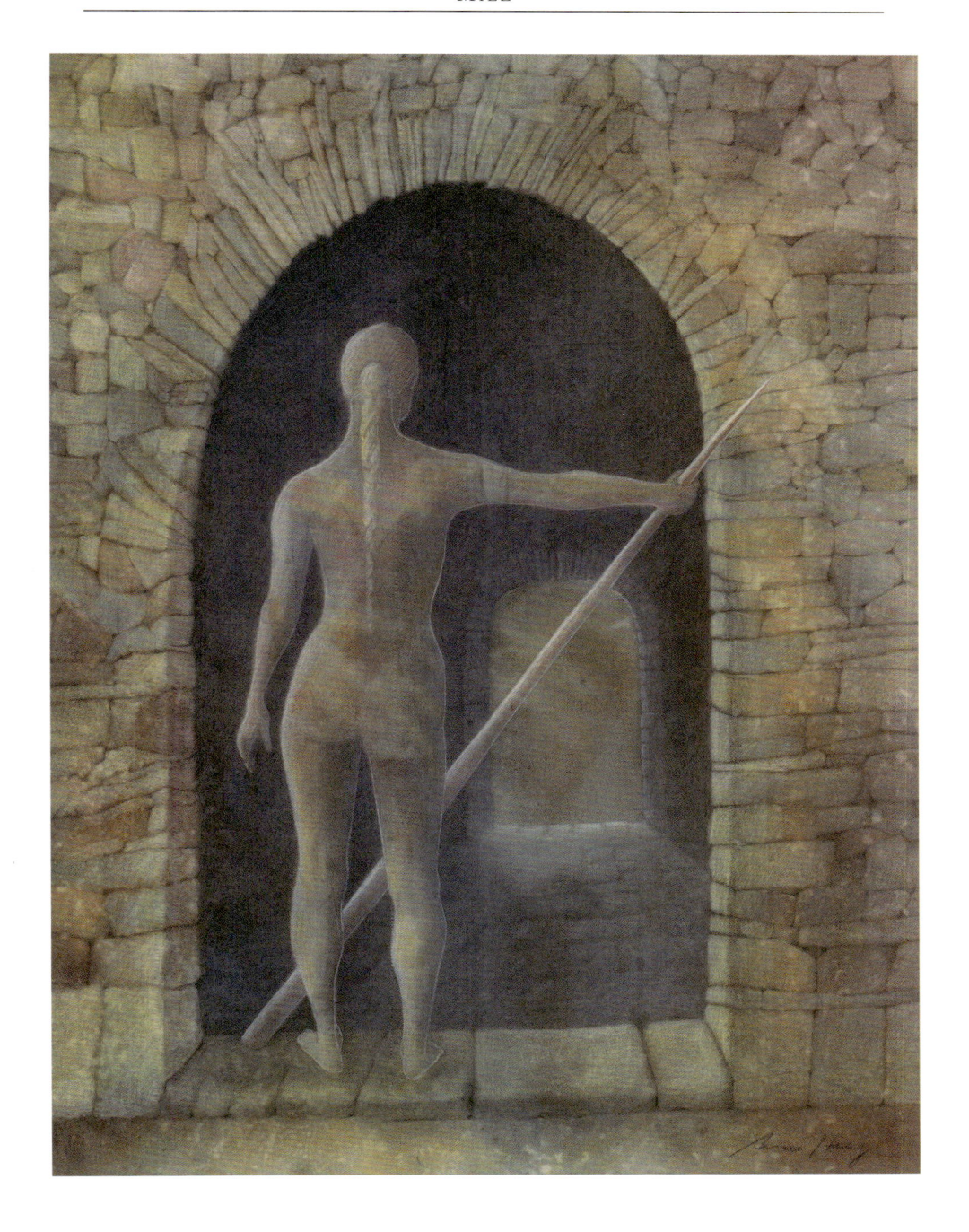

NASE

Als Hüterin des Geruchs besitze ich Fähigkeiten, die weit über das Riechen hinausgehen.

Bereits die Unterscheidung zwischen genießbar und ungenießbar betrifft nicht nur die Nahrungsmittel, sondern erstreckt sich ebenso auf die Personen, mit denen wir uns umgeben. Hier wird offensichtlich, daß ich eine mächtige Ratgeberin für das Leben bin, da ich die Aufmerksamkeit auf angenehme wie auch gefährliche Umstände lenke.

Viel feiner und deutlich tiefgreifender gilt dies für die Sexualität. Wenn wir beim Schwitzen, in Aufregung und beim Werben um eine Frau oder einen Mann unseren Eigengeruch ausdünsten, erkennen meine Duftfühler instinktiv, wer aus dem Innersten heraus zu uns paßt, wen wir sexuell als attraktiv empfinden, wer uns eher gleichgültig ist oder wen wir einfach nicht riechen können.

Dieses grundlegende Urvertrauen in meine Empfindungen wird von meinem Geruchsgedächtnis gelenkt, das den tiefen Gefühlen folgt. So kann ich über meine Wahrnehmungen auch untrüglich die Spur zu Chancen und Gefahren aufzeigen.

Damit nehme ich die Witterung auf, wo die Wendungen im Leben in eine förderliche Richtung gehen. Nicht zuletzt sind dies die Wege zu Genuß, Lebensfreude und Erfolg.

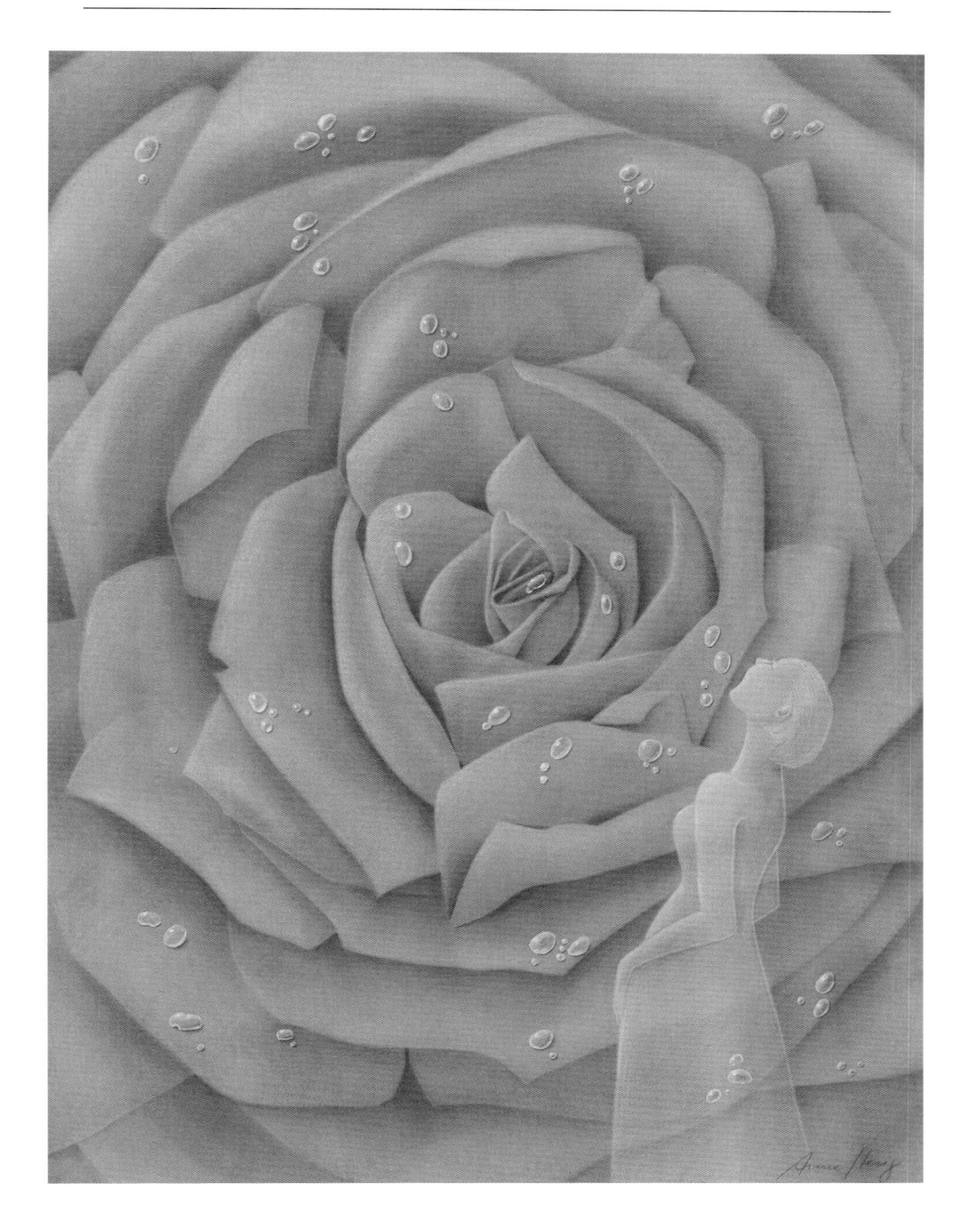

Nase

NIEREN

Ich bin die Lebensspenderin und der ruhende Pol eines höchst lebendigen Seelengeistes, geboren aus Wasser und Licht. Mit der Konzentration des Lichts der Bewußtheit bringe ich die Essenz des freien Willens zum Leuchten, und die Seelenflüsse der Gefühle lasse ich in emotionaler Klarheit fließen.

»Tu, was du willst« ist mein Motto. Diese Forderung beinhaltet, das zu tun, was das Leben aus dem Innersten heraus gebietet. Dies bedeutet, über ein aktives Nicht-Tun in die Notwendigkeiten des Lebens einzugreifen und durch Hinwendung in liebevollem Mitgefühl die Hindernisse zu transformieren.

Wie das fließende Wasser kann ich dazu Stufe um Stufe die Energie erhöhen, bis die Liebe in ihrer reinsten Form wirkt. Für diese Aufgaben bin ich mit dem Ozean der Ahnen verbunden.

Deren Ströme an Gedanken und Gefühlen enthalten seit Anbeginn das Urvertrauen und die Inspirationen des Universums. Mit diesen tief unbewußten Seelenaspekten öffne ich die Tore der Wahlmöglichkeiten und stelle sicher, daß wir immer die bestmögliche Wahl treffen – in der Einsicht, daß dies im nächsten Augenblick eine andere sein kann.

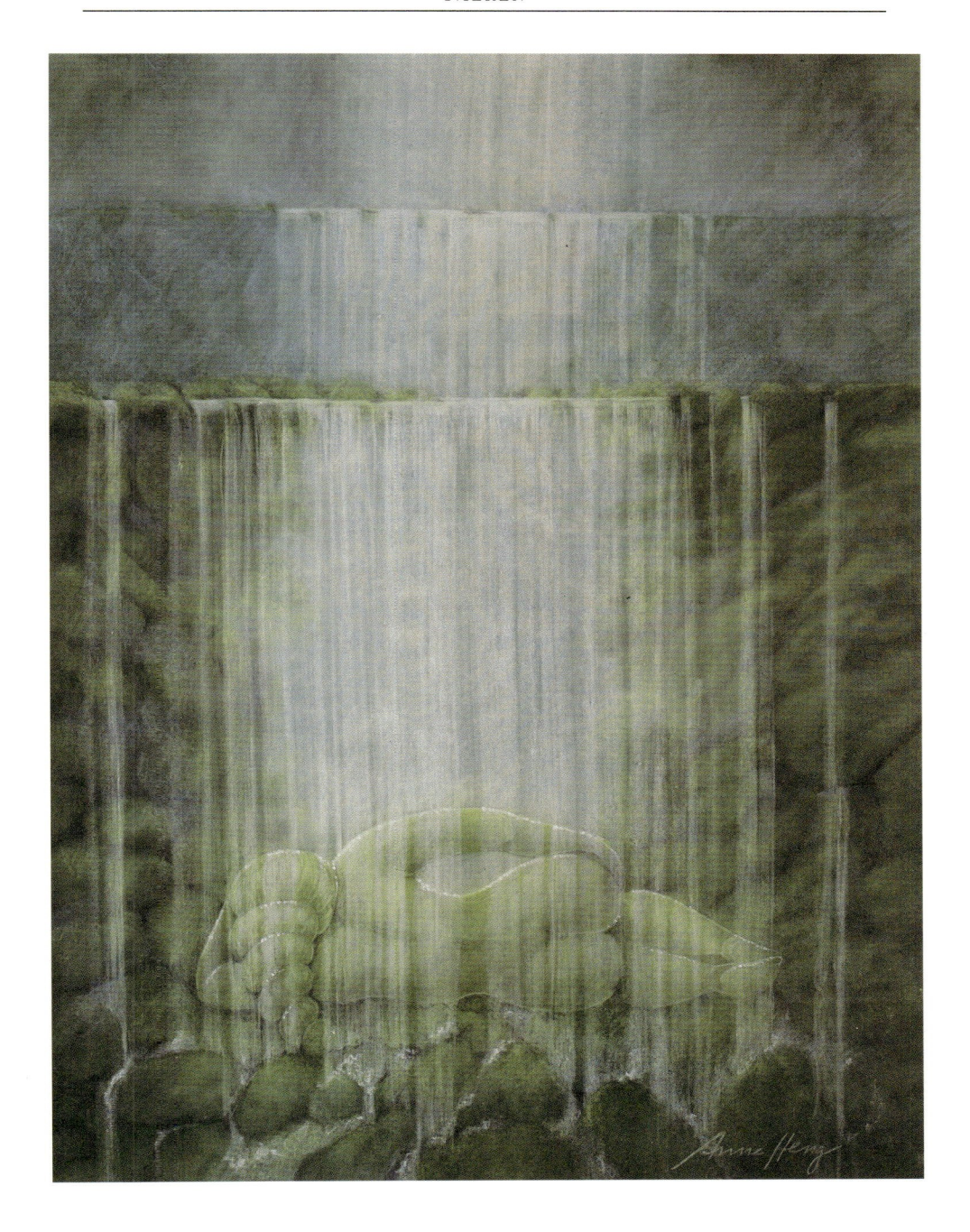

NIEREN

OHREN

Ob Atome, Moleküle, Planeten oder Galaxien: Alles schwingt, tönt, singt und vibriert. Die Welt ist Klang, und wir sind die Pforten zu dem großen Orchester des Universums.

Darin sind wir besonders den Rhythmen unserer Erde zugetan. Wir stimmen Leib und Seele darauf ein und sorgen für eine ganz persönliche Geschwindigkeit im Leben, für eine gute Balance zwischen Arbeit und Ruhe, für eine Muße, die den Einklang mit der Liebe findet, und für eine Offenheit, die dem Ruf der inneren Stimme für die Aufgabe im Leben, der Berufung, Bedeutung gibt.

Wir sind ein Teil der unendlichen Stille, die uns erreicht, wenn wir uns von der Musik einer Blumenwiese berühren lassen. Wir sind die vollkommene Lautlosigkeit, die uns inmitten eines tosenden Wasserfalls erfaßt, und wir bringen das innerste Tönen des Selbst zu Gehör, das durch die Stimmigkeit mit dem Klang der Welten wachgerufen wird.

Wir halten das innere Gleichgewicht zwischen der Zugehörigkeit zum All-Einen und den ganz persönlichen Impulsen für die Weltenseele. Damit können wir dem Menschen die Gewißheit schenken, daß er ein unverzichtbarer Teil des Ganzen ist; mehr noch, erst durch unsere individuelle Zugehörigkeit in unserer ganzen Liebe ist das Universum vollkommen.

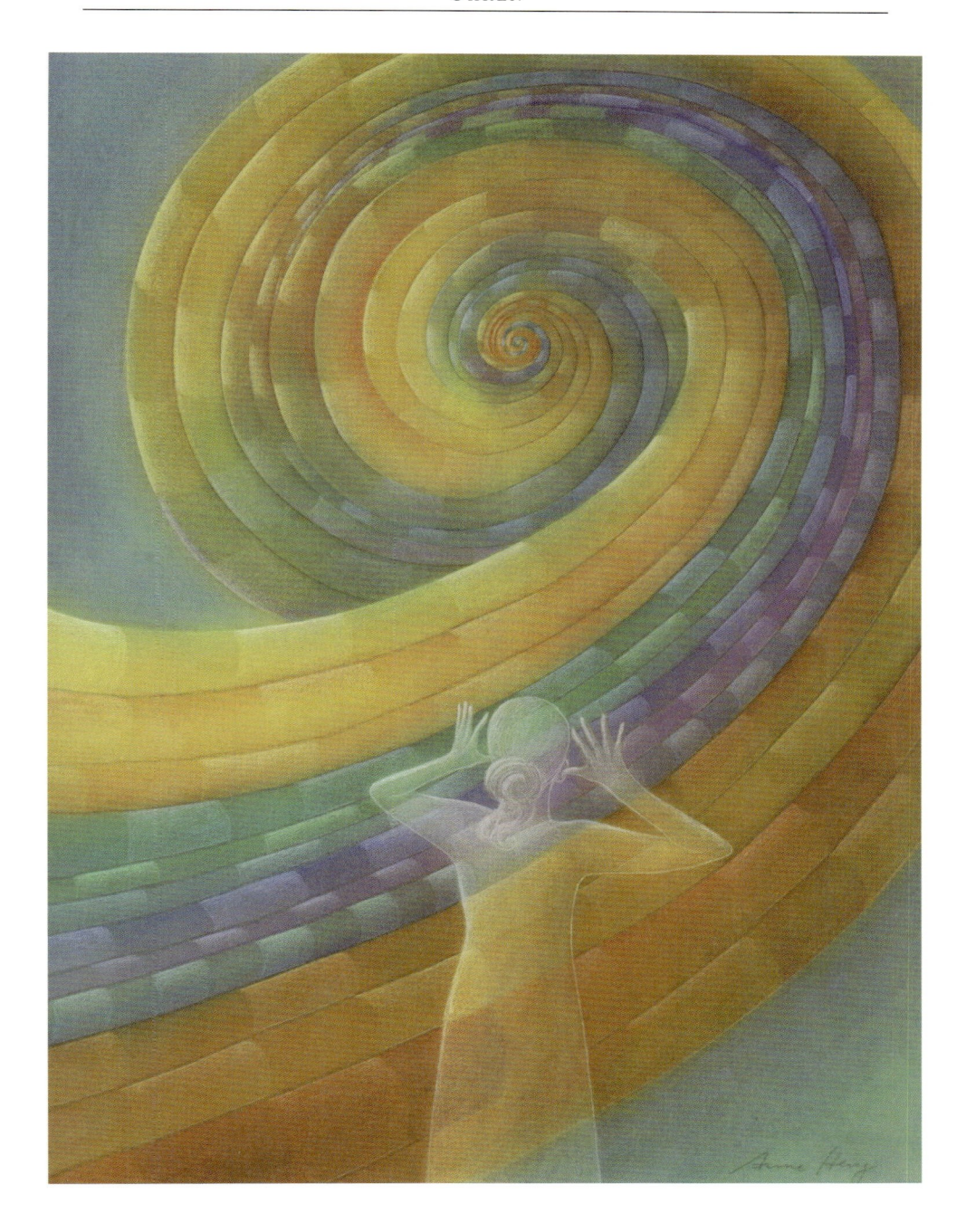

Ohren

SCHILDDRÜSE

Streifen meine Hormonflügel mit ihrem sanften Feuer durch die Gewebe, werden die Zellen zu einer höheren Aktivität angeregt. Damit unterstütze ich die Verwandlung von Nahrung in Energie und weiter in geistige Potentiale.

Dieser Stoffwechsel zündet einen wahren Funkenflug in Leib und Seele, der die Kreativität aktiviert, die Gefühlsregungen vertieft und das Feuer der Sexualität schürt. Mit der Kraft meines Feuervogels trage ich die Transformation in jede Erfahrung.

Besonders dann, wenn sich der Mensch für etwas engagiert, entstehen daraus Entwicklungen, die Stufe um Stufe das innere Wachstum gedeihen lassen. Dies kann zu einem Brennen werden, bei dem aus der Asche etwas Neues erwächst, das das Erreichte weit übertrifft.

Werde ich so geachtet kann ich als Feuervogel dienen, manchmal lichterloh brennend oder ebenso gelassen das Vollbrachte genießend.

Hierzu benötige ich große spielerische Freiräume für die Gefühle und ein liebevolles Verständnis, das mein Feuer unter Kontrolle hält. Am besten geht es mir, wenn Denken und Fühlen im Einklang mit den Impulsen des inneren Feuers sind.

In dem Zuge gewinnen wir eine stimmige Balance zwischen einer guten Grundspannung und wohligem Loslassen. Dies gibt uns die Gewähr für ein erfülltes Leben.

SCHILDDRÜSE

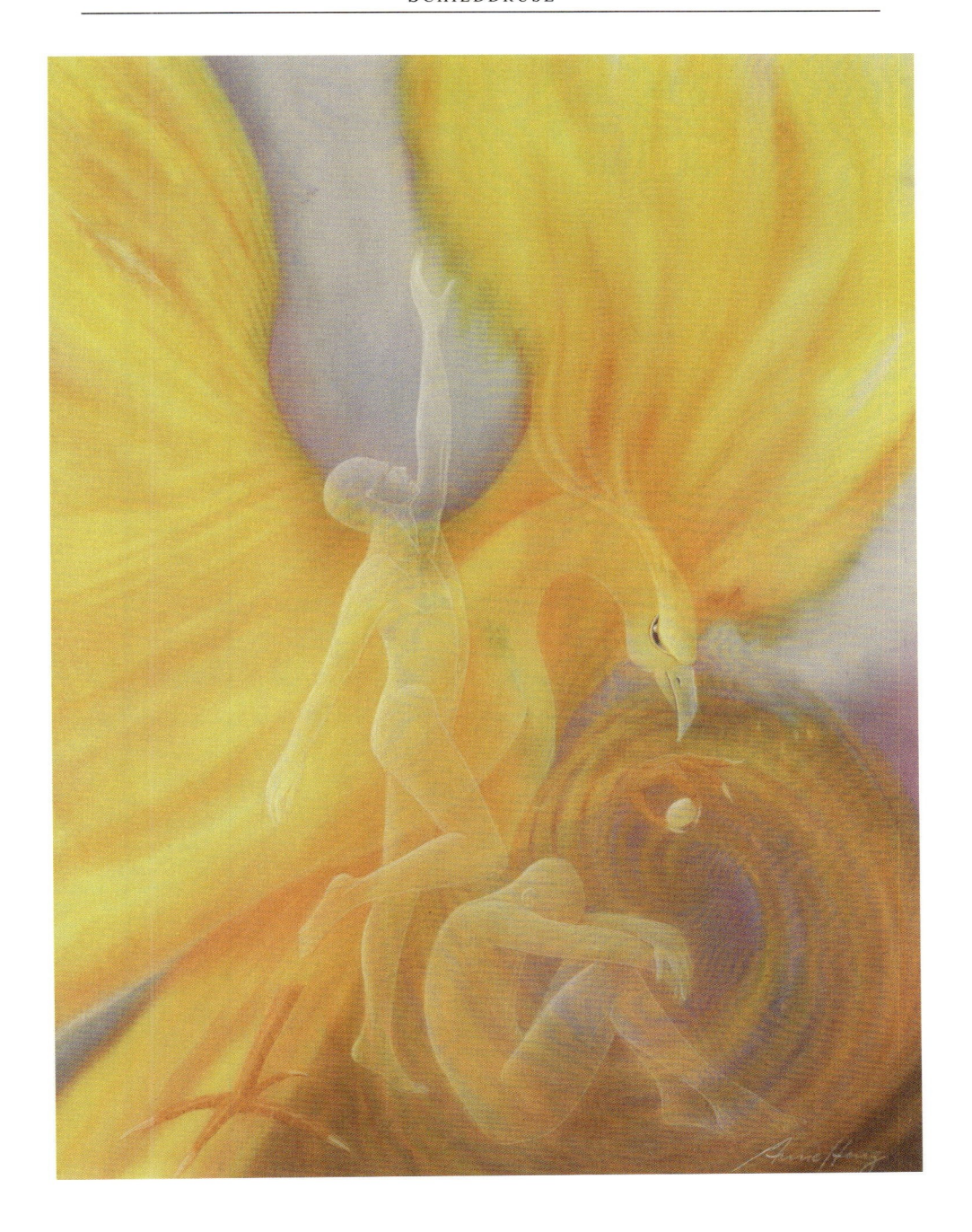

SCHULTERN

Auf meinen Schultern ruht die Welt, und aus meiner Mitte heraus begreifen wir Zeit und Raum in ihrer Grenzenlosigkeit als Dimensionen. In mir ist der Ort, an dem Vergangenheit und Zukunft in der Unendlichkeit des Jetzt eingebettet sind. Durch mein Wesen offenbare ich Wege, die zur Nähe von innigen Umarmungen führen und ebenso in lebenswichtigen Abgrenzungen den Selbsterhalt sichern.

Lade ich in meinen Bewegungsradius das Universum ein, vermittle ich dessen Kräfte nach innen. Dort werden sie als Selbstwert und als stimmige Haltung wahrnehmbar. Im Gegenzug öffne ich mit der Hingabe die inneren Räume für die Weltenseele.

Der Dialog dieser beiden Bewegungen ist der Flügelschlag eines mächtigen Engels, der uns in Kontakt mit unserer Kraft bringt.

Darüber entdecken wir immer wieder aufs Neue den Punkt des Archimedes in uns, von dem aus wir die Welt aus den Angeln heben können. Im Vertrauen auf die höhere Führung erfülle ich die Menschen mit der Gewißheit, daß das Universum vollkommen ist, daß wir ein Teil davon sind und daß wir dieses Glück erfahren dürfen.

SCHULTERN

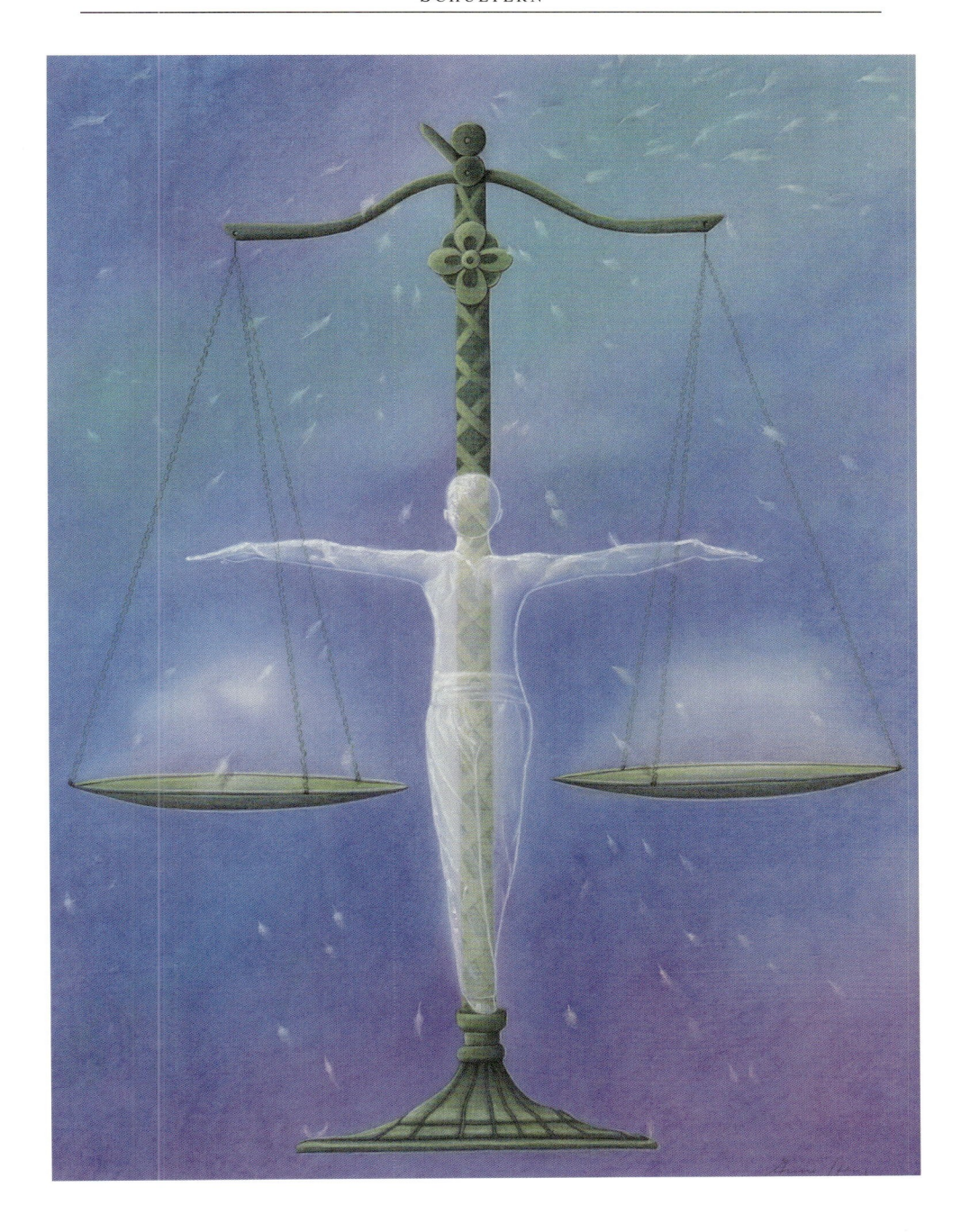

THYMUS

In der Antike haben mir die Griechen meinen Namen gegeben: »Thymos«, die Atemseele, der Hauch des Lebens.

Recht hatten sie, denn direkt unter dem Brustbein wache ich über das Energieportal des Herzens und über die inneren Energieströme. Die Themen, die ich dazu dem Menschen zur Verfügung stelle, heißen Lebendigkeit und gesunde Selbstbestimmung.

Ich unterstütze den Menschen mit der Ausbildung eines guten Abwehrsystems. Damit verteidige ich Leib und Seele gegen fremde Einflüsse und schütze jeden einzelnen Menschen in seiner ganz besonderen Eigenheit.

Sind es auf der körperlichen Ebene vor allem Viren, Bakterien und entartete Krebszellen, die das Leben bedrohen, so bewahre ich im Seelischen den Menschen vor den schädlichen Energien die aus Streß, Ängsten, Neid oder Haß entstehen.

Mit meiner Lösungskompetenz kann ich dabei selbst in Zeiten von Belastungen immer wieder ein Lächeln auf die Gesichter zaubern und aus meinem Wesen heraus Vertrauen verströmen.

Damit stabilisiere ich die Schutzschirme, die über die Energieschichten der Aura wachen. Mit der Ich-Kraft, die daraus hervorgeht, bereite ich ein Leben lang die Grundlage für eine Gesundheit in Erfüllung und Redlichkeit.

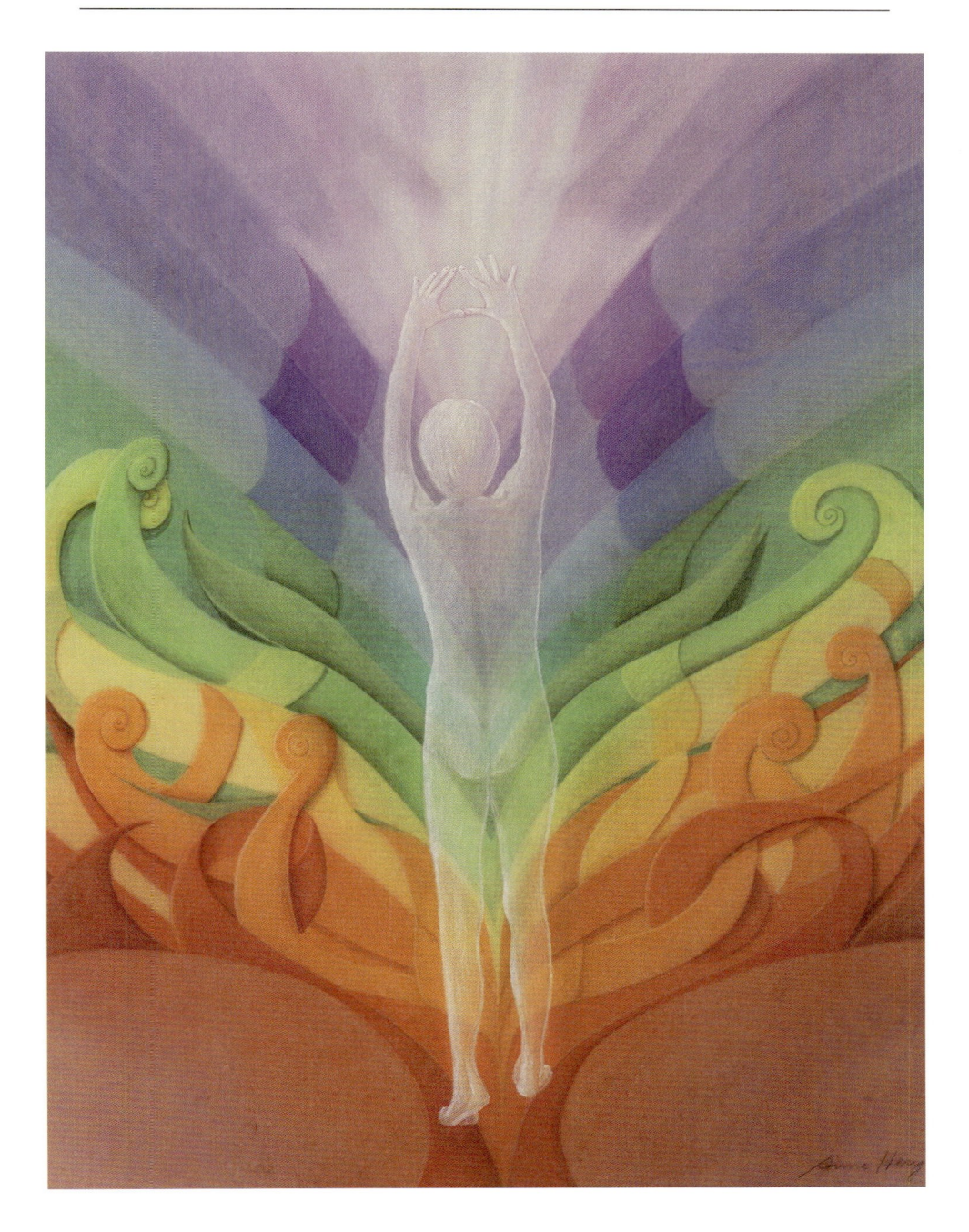

Thymus

WIRBELSÄULE

Nach oben streben und fest verwurzelt sein, den Stürmen des Lebens trotzen und beweglich dem Lauf der Welt folgen; ich bin der Baum der Erkenntnis, der Lebensbaum der Kabbala oder Yggdrasil, der Weltenbaum der Edda.

Mein Grundthema ist überall gleich: »Finde deine eigene stimmige Haltung und begegne flexibel den Veränderungen im Leben.«

Mit den Energien, die mich durchströmen, behüte ich einen Seelenspeicher, in dem alle Erlebnisse als Haltungen, aufrichtende Erfahrungen und als Aufrichtigkeit bewahrt werden.

Kann der Energiefluß frei durch meinen Speicher fließen, zeige ich dies als leichtes, fast unmerkliches Streicheln durch den Rücken, als ein Strömen, das in allen Farben und Tonlagen der Gefühle zum Ausdruck kommt, oder als Empfindungen, die wie wohlige, schier unerträglich schöne Schauer durch die Wirbelsäule ziehen.

In diesen Momenten verbinde ich die elementare Welt der erdgebundenen Materie mit den geistigen Ebenen des göttlichen Funkens.

Daraus ergibt sich ein klares Gewahrsein für anstehende Themen oder sogar für den gesamten Lebensweg; und da alle Organe und Gewebe an mich angeschlossen sind, werden diese ebenfalls von diesem Energiestrom heilend versorgt und in ihrem Energieniveau angehoben.

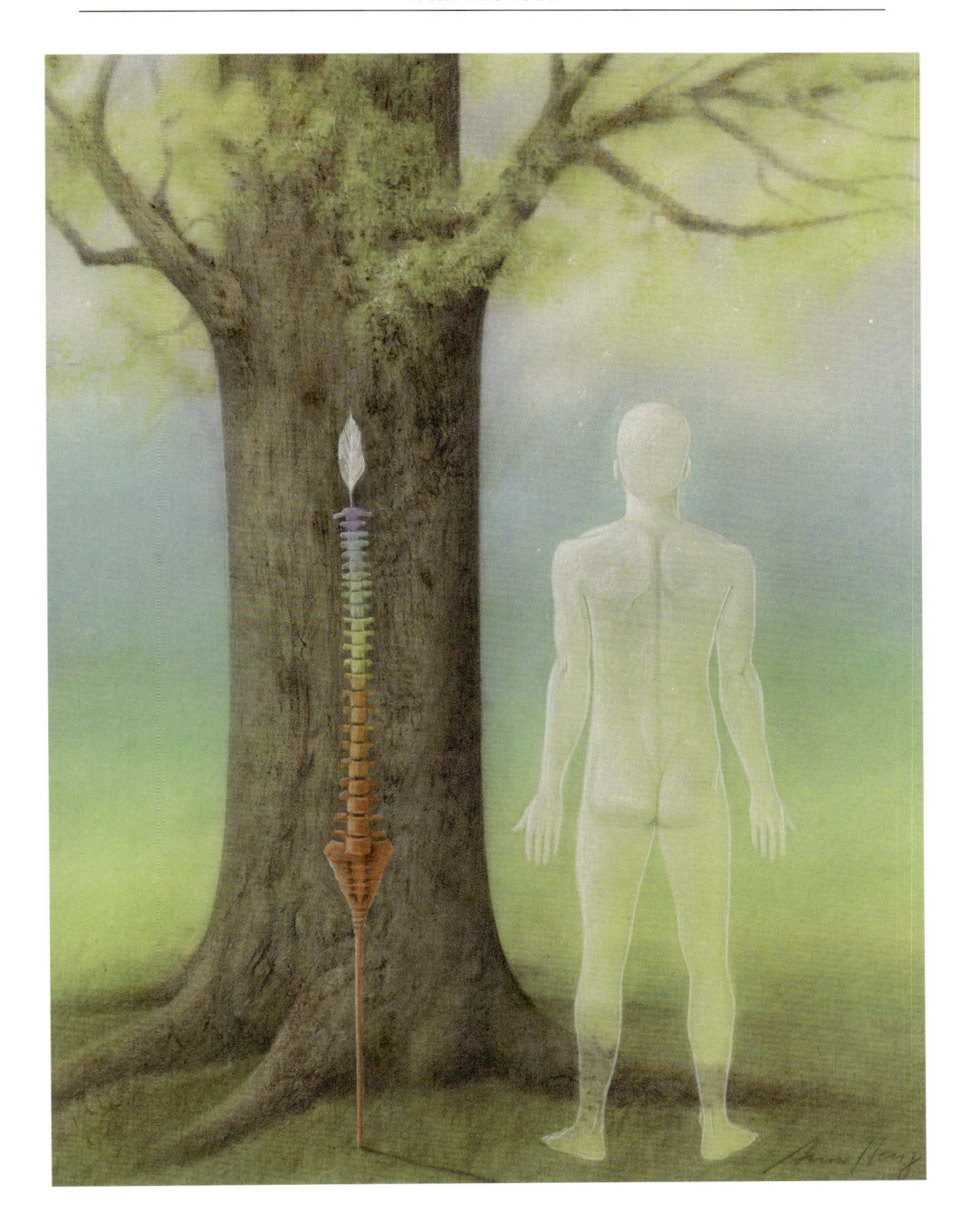

Wirbelsäule

ZÄHNE

Wenn es um die Urinstinkte geht, sind wir die Vertreter, die am deutlichsten an das gemeinsame Erbe von allem Lebendigen erinnern.

Mit unserer Fähigkeit, alle Nahrung zu zerkleinern und zu zermahlen, verleihen wir Flexibilität für die Gewinnung von Energie. Wir bilden die härteste Struktur des Menschen, die in der Persönlichkeit als Willenskraft zum Ausdruck kommt.

Bereits mit den ersten Zähnen laden wir die Kräfte des Willens und der Durchsetzung ein. Gespeist aus den Quellen einer animalischen Naturverbundenheit und den Bewußtseinsfeldern der Ahnen, stehen wir damit für eine Entwicklung zu einem unabhängigen Menschen, der bereit ist, seinen Platz in der Welt einzunehmen.

Mit dem Wechsel unserer ersten Vertreter zu den bleibenden Zähnen bekräftigen wir den rechtmäßigen Anspruch jedes einzelnen nach Selbstverwirklichung und deren Einlösung in Liebe. Damit verbunden ist die aktive Hinwendung zu Gefährten auf dem Weg zu einem erfüllten Leben.

Wir offenbaren die Freude am Erleben der Generationen, die Liebe zu allem uns Anvertrautem und das sexuelle Begehren als tiefer innerer Wille am Fortbestand des Menschen.

In einer klaren Konsequenz schützen und verteidigen wir all dies auch in der Bereitschaft einer offenen Gegenüberstellung.

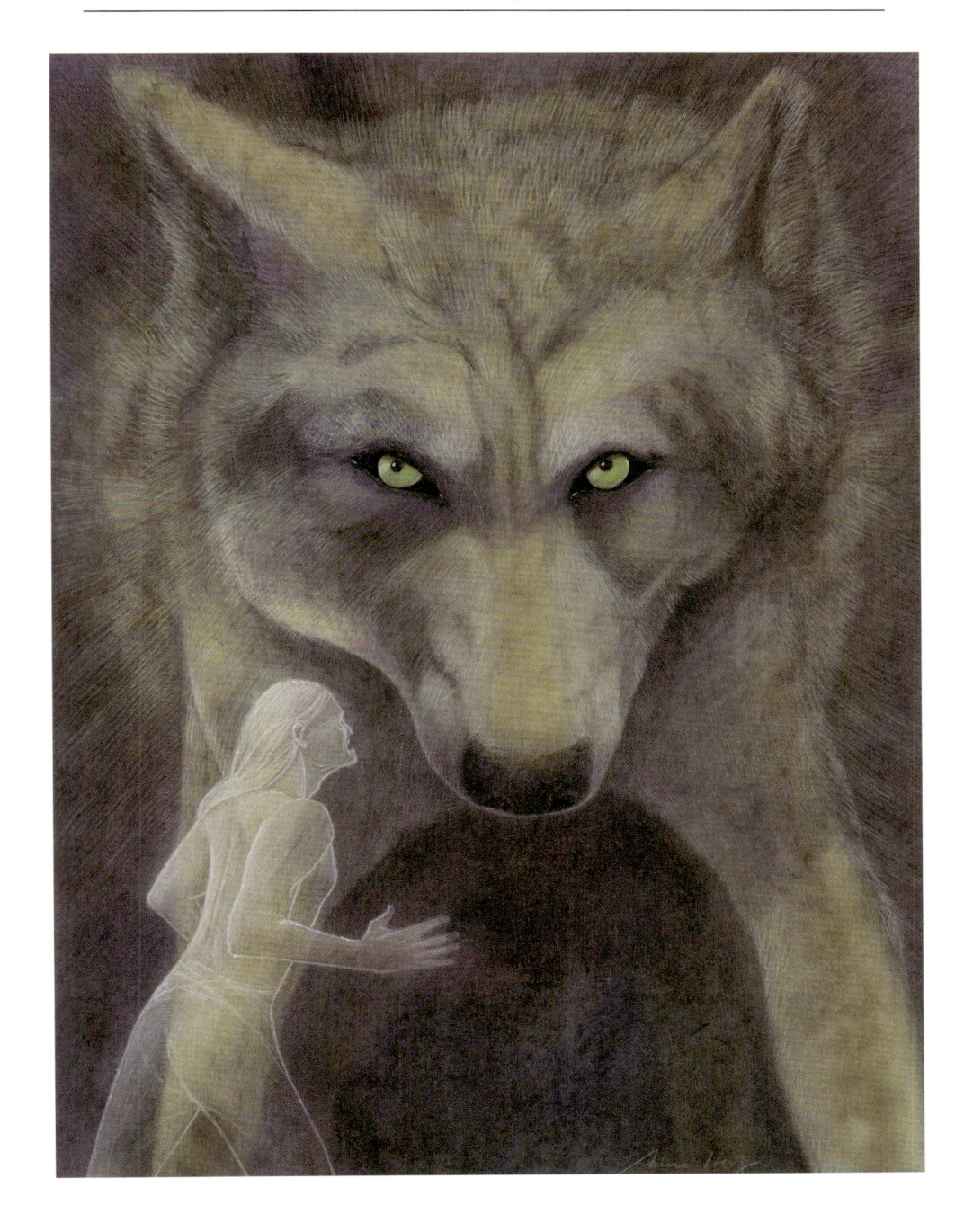

ZÄHNE

Grundlagen –
stabil und doch nicht greifbar

Das Wesen der Dinge verbirgt sich im Unsichtbaren.[12]

Im Verständnis des Lebens wird in allen Kulturen ein energetisches Feld beschrieben, das hinter unserem physikalisch Erfaßbaren liegt. Dies wurde mit »Äther«, »Prana«, »Chi« oder »Od« bezeichnet. In diesem Feld sind die Wesen der Organe präsent und warten auf unsere Aufmerksamkeit.

So bestand unser Beitrag darin, diese Informationen aus dem Ätherfeld abzurufen und sie in Form von geschriebenen und gemalten Bildern zur Verfügung zu stellen. In diesem Prozeß durften wir immer wieder erleben, wie die Elementarwesen der Organe wirken.

Als sich Freunde und auch Patienten auf die Bilder und Texte einließen, berichteten sie, daß sie ein Kribbeln im Körper spürten, daß Wellen von Empfindungen sie durchfluteten, daß sie von spontanen emotionalen Reaktionen erfaßt wurden, daß sie ungewöhnliche Träume hatten oder daß sich wunderbare Zufälle ereigneten. Als wir dann noch beobachten konnten, daß sich innerhalb von Augenblicken die Gesichtszüge entspannten, daß sich die Menschen aufgerichteter und flüssiger bewegten oder daß der Blick klarer wurde und sie mit einer festeren Stimme antworteten, wurden wir immer sicherer mit unserer Annahme, daß eine Wirkung von den Wesen der Organe ausgeht. Ein weiterer Stein in dem Gefüge ergab sich über die kinesiologischen Testungen, deren Ergebnisse die Aussagen durchweg bestätigten.

Wir wissen, daß es außerhalb von uns weder Farben noch Töne, sondern ausschließlich Schwingungen gibt. Es ist unser Gehirn, das daraus eine bestimmte Welt konstruiert.[13]

Bereits die Traditionelle Chinesische Medizin (TCM) zeigt uns Seiten der Organe auf, die mit Emotionen, Farben, Klängen und sogar mit Träumen verbunden sind.[14] Darüber hinaus sind sie mit den Jahreszeiten und mit der kosmischen Ordnung verwoben. Hier, an den Grenzen unseres Vorstellungsvermögens, beginnen die Ätherebenen der Elementarwesen, die sich dem Verstandesdenken entziehen, da ihre Dimensionen zu komplex für unser Verständnis des Denkens sind. Hier decken sich die Weisheiten von zeitlosen Mystikern mit den Aussagen moderner Atomphysiker.

Von Laozi (früher Lao-tse) ist aus dem Daodejing (früher Tao Te King) überliefert: »Das Dao, von dem man sprechen kann, ist nicht das ewige Dao.«[15]

Durchaus ähnlich paradox klingt das Zitat von Fritjof Capra: »Es herrscht Bewegung, doch gibt es letztlich keine sich bewegenden Objekte; es gibt Aktivität, jedoch keine Handelnden; es gibt keine Tänzer, sondern nur den Tanz.«[16]

Ergänzend können wir hierzu Hans-Peter Dürr zitieren: "Im Grunde gibt es Materie gar nicht. Jedenfalls nicht im geläufigen Sinne. Es gibt nur ein Beziehungsgefüge, ständigen Wandel, Lebendigkeit. Wir tun uns schwer, uns dies vorzustellen. Primär existiert nur Zusammenhang, das Verbindende ohne materielle Grundlage. Wir könnten es auch Geist nennen. Etwas, was wir nur spontan erleben und nicht greifen können. Materie und Energie treten erst sekundär in Erscheinung – gewissermaßen als geronnener, erstarrter Geist.«[17]

DIE ENTSTEHUNG DER REALITÄT

Daß wir die gesamte Wirklichkeit in ihrem ganzen Ausmaß nicht verstehen können, hängt mit der Arbeitsweise unseres Gehirns zusammen, denn dort entsteht eigentlich erst die Welt, die wir als unsere Realität bezeichnen. Da die vollständige Wirklichkeit der Welt nicht in unsere Wahrnehmung paßt, holen wir uns aus den gesamten Sinneseindrücken nur die heraus, die wir für unser Überleben benötigen. Dies entspricht[18] nur Promilleanteilen der Informationsmenge, die unsere Sinnesorgane erreicht. Den Rest sortieren wir aus. Die verbleibende Rumpfinformation ergänzen und vervollständigen wir dann in unserem Gehirn mit unseren Gefühlen und Gedanken zu einem für uns sinnvollen Ganzen.

Die Sprache ist die Kleidung unserer Gedanken.[19]

Auf diese Weise bilden wir eine Landkarte unserer Realität. Diese Konstruktion unserer Wirklichkeit ist auch die Grundlage unserer Sprache, mit der wir unsere Sicht der Welt den anderen mitteilen. Doch sollten wir uns gewahr sein, daß wir mit unserer Sprache immer nur eine Landkarte der Realität beschreiben können.[20]

So wird leicht nachvollziehbar, daß die Sprache unseres linearen Verstandes unzureichend ist, um die Elementarwesen zu beschreiben, die im Ätherfeld jenseits unserer Vorstellungen zu Hause sind. Wenn wir dennoch Sprache benutzen, um den Wesen der Organe Gehör zu geben, dann in dem klaren Wissen, daß schon zwei Menschen einen Text unterschiedlich lesen werden und daß es so viele Möglichkeiten gibt, die Welt der Elementarwesen zu erfahren, wie es Menschen gibt.

Das gleiche gilt natürlich ebenso für die Bilder. Auch hier wird jeder von uns etwas anderes darin entdecken. Neben dem Erspüren der eigenen Organ-Innenwelt und der individuellen Interpretation unserer Wahrnehmungen offenbaren uns die Elementarwesen zwei weitere Pforten, über die wir sie erreichen können. Die eine führt uns über unsere Ahnungen und die andere zeigt sich uns in der direkten Erfahrung.

Ahnungen sind sehr fein und meist unklar. Wir können sie nicht fassen und ebenso wenig irgendwo zuordnen. So ungewöhnlich uns diese Sichtweise erscheint, so natürlich ist sie, wenn wir uns darauf besinnen, wie wir die Welt wahrnehmen. Von unseren beiden Gehirnhälften sorgt die linke vorwiegend für unser logisches Denkvermögen mit der Fähigkeit, Details in einer unglaublichen Geschwindigkeit zu erfassen. Für die Einordnung dieser Fülle von Einzelinformationen in ein größeres Ganzes ist unsere rechte Gehirnhälfte zuständig. Hier können wir Muster erkennen und hier erhalten wir Zugang zu den Ahnungen und Intuitionen.

Wir alle kennen Situationen, in denen wir etwas sahen, und, auch wenn wir nicht sofort sagen konnten, was es war, hatten wir doch das Gefühl, daß wir es irgendwoher kennen. Für unsere steinzeitlichen Vorfahren war dies im schlimmsten Fall ein hungriger Höhlenbär, im besten Fall die Silhouette der heimkehrenden Jäger. Sowohl der Bär als auch die Sippenangehörigen haben bereits in ihren unscharfen Profilen eine Fülle von Gefühlen und Gedankenverbindungen hervorgerufen.

Diese Art der Wahrnehmungen erleben wir besonders gut unbewußt im Zustand des Halbschlafs und bewußt in tiefer Meditation. Wir sehen oder hören dann etwas Schemenhaftes, Verschwommenes, ohne genau zu wissen, was es ist. Sobald wir jedoch den Verstand aktivieren, identifizieren wir dieses Phänomen als etwas, das wir kennen. Dann ersetzt unser Gehirn die Ahnung durch etwas aus unseren gewohnten Vorstellungen. Dann wird aus einer mystischen Erfahrung eine Baumwurzel, ein Nebelschwaden, eine ungewöhnlich gestaltete Pflanzengruppe oder eine Ansammlung von Felsen. Wenn wir es jedoch in der Schwebe halten, bekommt die Ahnung eine Bedeutung, die weit größer und umfangreicher ist als das, was wir benennen können.

In der Sichtweise der Ahnungen erreicht uns eine solch unglaubliche Dichte an Informationen, daß uns dafür die Worte fehlen. Über den Weg der Ahnungen leihen wir den Elementarwesen der Organe unsere Sinne und öffnen uns für ihre Hilfe. Dies sind die Augenblicke, wo wir uns vollkommen heil erleben oder wo uns aus einem tiefen Verständnis heraus klar wird, was wir benötigen, um heil zu werden, und wie wir dies in unserem Leben Wirklichkeit werden lassen können.

Meist ist dieser Zustand sogar mit einer tiefen Empfindung von Glück verbunden. Bei einer unmittelbaren Erfahrung der Elementarwesen der Organe verschlägt es uns völlig die Sprache. Solche Augenblicke sind derartig aufgeladen, daß unser Denken zum Innehalten kommt.

In dem Moment ergießt sich eine unfaßbare Fülle von Informationen in unsere Präsenz, und wir nehmen Anteil am Wunder eines Organs. Dann befinden wir uns plötzlich und unvermittelt selbst in einer Zelle, die uns ihr Wirken in ihren grandiosen Abstimmungen offenbart. Wir werden der molekularen und atomaren Strukturen gewahr, erleben gleichzeitig die Geschichte, die sie in sich trägt, und erhalten Bilder aus einer unbeschreiblichen Zeitlosigkeit des Seins.

Dies sind die Momente, in denen wir mit der Existenz direkt verbunden sind, wo wir sowohl die Zelle als auch der Beobachter sind und wo wir wissen, daß das Universum vollkommen ist. Ab diesem Punkt wird alles anders sein, auch wenn es scheinbar in der gleichen Weise weitergeht.

Symbole bringen unsere ursprüngliche Natur ans Licht.[21]

Unsere Kanäle für die Organwesen

Sowohl in den Ahnungen als auch in den Momenten, in denen wir die Elementarwesen der Organe direkt erleben, benötigen wir andere Kanäle. Hierzu gehören Bilder, Worte und Klänge, die uns in der Seele berühren. Sie beinhaltet ein Vielfaches an Informationen als das reine Bild, das wir sehen oder der alleinige Ton, den wir hören.

»Der bläuliche Schimmer einer dünnen Porzellantasse bringt Kindheitserinnerungen zurück. Ich weiß, daß ich die Tasse nehmen und Tee hineinschütten kann. Wenn sie auf den Boden fällt, wird sie zersplittern.« Dieses Beispiel von Christof Koch[22] zeigt uns die Bedeutung von Symbolen im Alltag. Doch Symbole reichen noch viel weiter.

Carl Gustav Jung hat sie in den Archetypen beschrieben, als Figuren in der menschlichen Seele, die in allen Völkern vorkommen. Sie weisen auf grundlegende seelische Prinzipien, die in uns wirksam werden. Beispiele dafür sind die gute Fee, die böse Hexe, der Held oder das innere Kind.

Moore und Gillette haben den Funktionsmechanismus der Archetypen recht anschaulich mit Eisenspänen auf einem Papier verglichen, unter dem ein Magnet bewegt wird.[23] Die für uns sichtbare Bewegung der Eisenspäne entspricht unseren wahrnehmbaren seelischen Regungen, während der Magnet das Wirken unserer archetypischen innerseelischen Kräfte aufzeigt, die im Verborgenen unsere Persönlichkeit steuern.

In den Symbolen ist die Wirklichkeit auf das Wesentliche verdichtet. So können wir uns darin wie in einem Spiegel selbst erkennen und unser Wesen befrieden. Dazu erfüllen wir das Symbol in unserem Bewußtsein mit Leben, mit Inhalten aus unserer Vergangenheit, mit Phantasien und mit Empfindungen aus allen Ebenen des Seins. Damit ergänzen wir das Symbol zu einer inneren Präsenz.

Die Darstellungen der Wesen der Organe sind symbolische Formen von Poesie, die wir aus dem Ätherfeld abholen. Das Wichtige liegt dabei in dem, was für uns zwischen den Zeilen steht und was sich hinter dem Bild für uns verbirgt. Oft ist dies nicht sofort erfaßbar und manchmal sogar irritierend, da hier verschiedene Zeit- und Raumdimensionen auf einen Wahrnehmungspunkt zusammen strömen.

Wenn wir uns jedoch dafür öffnen, fügen Zufälle und Erkenntnisse alles zu einem sinnhaften Ganzen zusammen und führen zu einer tieferen Verbindung mit dem Leben und letztlich zu einem umfassenden Heil-Sein. Wenn wir uns so auf die Wesen der Organe einlassen, erleben wir unseren Körper als ein wunderbares Konzert, in dem die Organe in höchster Virtuosität das Klangwunder unseres Körpers erzeugen. Dies ist die Sinfonie, die uns durch das Leben trägt.

*Nie die Stimme Gottes und seiner Engel gehört zu haben,
hält die Welt für ein Zeichen von Gesundheit.*[24]

WIR SIND EINE IDEE DER SEELE

Dies alles wird möglich durch die Natur der Elementarwesen der Organe, die als geistige Urideen der Organe im Hintergrundfeld des Seins zu Hause sind, wo die Informationen und Energien des Lebens fließen. So gewinnen wir durch sie eine andere Wertschätzung für unseren Körper und erleben einen besseren Einklang von Leib und Seele, wodurch unpassende Lebensweisen einfach nicht mehr benötigt werden.

> Wenn wir uns so auf die Wesen der Organe einlassen, erleben wir unseren Körper als ein wunderbares Konzert, in dem die Organe in höchster Virtuosität das Klangwunder unseres Körpers erzeugen.

Um so notwendiger ist es dabei, über gewohnte Denkweisen hinauszugehen und unsere Existenz aus einer übergeordneten Warte zu betrachten. Wir sind als Menschen zuallererst eine Idee der Seele, ein geistiges Feld, das sich entsprechend den individuellen Anforderungen und Ausprägungen unseres Lebensplans mit Energien, Materie und Funktionen füllt. Darüber formt sich unser Körper mit seinen Organen.

Oder anders ausgedrückt: Die Seele hat sich als göttliche Essenz unseres Daseins einen Körper geschaffen, damit wir in dieser menschlichen Gestalt Erfahrungen auf der Erde machen können. Die Organe sind dabei die Träger der Lebensfunktionen, die gewährleisten, daß wir auf unserem Planeten überhaupt existieren können.

Hierzu gehören nicht nur die biochemischen Prozesse des Körpers. Genauso wichtig für unser Überleben sind die seelischen Funktionskreise der Organe. So ist die Niere nicht nur für die stimmige Wasserbilanz im Körper zuständig, sondern auch für das seelische Gleichgewicht bei den Themen Ausdauer, Willenskraft und Zuversicht; oder der Magen sorgt neben der Verdauung für die Ausgeglichenheit in den Bereichen der Konfliktfähigkeit sowie für das innere Feuer, das Begierden in Erkenntnisse transformiert.

Besonders offensichtlich wird dieser Zusammenhang am Beispiel der Milz. Von der Medizin nur in den Fällen beachtet, wenn sie entfernt werden muß, hat die Milz sowohl in der Traditionellen Chinesischen Medizin (TCM) als auch in der Traditionellen Europäischen Naturheilkunde (TEN) höchst wichtige energetische Funktionen. In der TCM ist die Milzenergie für die Speicherung und Verteilung der fließenden Energien zuständig, für die Bewahrung der Bauenergie und für die Fähigkeiten zum Nachdenken, Sinnieren und zum Singen.

Auch unsere Vorfahren haben in der TEN die energetischen Aufgaben der Milz erkannt und ihr die Fähigkeit zugeschrieben, belastende Energien aus den Verwandlungsprozessen der Nahrung zu entfernen. Damit wirft sie auch den Trübsinn aus dem (geistigen) Haus. In der TEN ist dieser bedrückende geistig-emotionale Zustand mit der »schwarzen Galle« und der »Melancholie« verbunden.

Unsere Organe wirken über solche energetischen Leistungen als körperliche Ausgleichsfelder, in denen wir seelische Überforderungen abfangen und gut verarbeiten können. Um beispielsweise Streß besser bewältigen zu können, erhöhen wir unsere Muskelspannung. Unsere Körperhaltung ändert sich, wenn wir fröhlich oder wenn wir traurig sind, und außerdem stellen sich unsere Organe mit körperlichen Beschwerden zur Verfügung, wenn wir mit seelischen Konflikten nicht zurechtkommen. Dies ist das Ausgleichspotential, das wir aus der Psychosomatik her kennen.

Ebenso erleben wir bei feinfühligen Menschen, daß sie Konflikte in ihrer Umgebung in Form von körperlichem Unbehagen oder Schmerzen spüren. Oft sind sie sogar in der Lage, das Problem über die innere Bearbeitung dieser Konflikte zu lösen.

Dieses Phänomen kennen wir auch von Schamanen der unterschiedlichsten Kulturen. Dabei gehen sie zur Heilung von Krankheiten ihrer Patienten auf eine innere schamanische Reise und klären die betreffenden Themen auf der geistigen Ebene. Daß wir hier in einem unglaublichen Netz von geistigen Verbindungen verwoben sind, dürfte allein schon das Beispiel des klinischen Psychologen Dr. Hew Len am Gefängniskrankenhaus von Hawaii zeigen, der nur durch eine tiefe hawaiianische Ho'oponopono Heilarbeit in sich selbst eine ganze Abteilung dieser Menschen heilte, und das nur, während er die Akten von schwerstkriminellen Geisteskranken studierte. Hier ist noch zu bemerken, daß Dr. Len keinen einzigen der Insassen jemals persönlich zu Gesicht bekam.[25]

Eine Rose ist nur deshalb eine Rose, weil der Mensch sie als solche sieht; ohne ihn wäre sie nur ein Muster aus Energiewirbeln.[26]

WIE WIRKLICH IST UNSERE WIRKLICHKEIT

Um uns in unserer Welt zurechtzufinden haben wir dank unserer Sprachfähigkeit Begrifflichkeiten geprägt. Damit geben wir Dingen einen Namen. Weitergehend haben wir dann auch unsere Tätigkeiten begrifflich benannt. Sehen wir genauer hin, haben wir damit Prozesse »eingefroren« und etwas kontinuierlich Fließendes zu einem »Ding« gemacht.

So wurde beispielsweise aus dem, was wir erklären, eine »Erklärung«, aus dem, wie wir fahren, eine »Fahrt« oder aus dem, was wir denken, ein »Gedanke«. Doch im Gegensatz zu Brettern, Steinen, Tischen oder Stühlen, die wir anfassen können, sind Erklärungen, Fahrten oder Gedanken nicht greifbar. Und dies gilt ebenso für Seinszustände wie Freude, Glück oder Trauer, die wir zwar erleben können, die jedoch ebenfalls nicht faßbar sind.

Leider haben wir den Bogen weiter gespannt und auch das »Leben«, die »Liebe«, unser »Selbst« oder gar unsere »Seele« oder »Gott« als etwas Faßbares klassifiziert, ohne zu ahnen, daß wir all das nur erleben können; in Erfahrungen, die jenseits unserer Vorstellungen liegen und die sich völlig dem Zugriff durch unseren Verstand entziehen.[27]

Die Quantenphysik hat eine weitere Dimension hinzugefügt, denn wir mußten erkennen, daß die klassische mechanische Physik bei allem Lebendigen an ihre Grenzen stößt.

Nun, wir können aber doch unseren Körper berühren! – Ja, auf einer gewissen Ebene ist er sehr materiell. Sehen wir jedoch genauer hin, werden wir mit dem Mysterium des Lebens konfrontiert. So können uns die Neurowissenschaften immer noch nicht sagen, wie und wo wir unsere Erinnerungen speichern.[28]

Möglicherweise funktioniert unser Gehirn als großer Prozessor, der einen Informationsspeicher im Ätherfeld nutzt.[29] Die Wissenschaft geht sogar davon aus, daß wir unsere Erinnerungen in jedem Augenblick neu konstruieren,[30] und selbst für so scheinbar klare Funktionen wie die unserer Zellen haben wir letztlich nur Erklärungsmodelle, die durch neue Erkenntnissen immer wieder überholt werden.

Alle diese schier unlösbaren Rätsel erhellen sich, wenn wir uns selbst als Bewußtsein betrachten. Die Elementarwesen der Organe stehen dann für kollektive Bewußtheiten aus dem Ätherfeld, die uns für die Formen und Funktionen der Organe zur Verfügung stehen.

Nun, da uns die Fortschritte in der Medizin dazu verleitet haben, den Körper als etwas Gegenständliches zu betrachten, brauchen wir uns nicht wundern, wenn unsere Sprache in Bezug auf die Organe fast nichts mehr mit uns als geistigem Wesen zu tun hat. Unsere medizinische Sprache ist im wahrsten Sinne »seelenlos« geworden, und das nicht nur aufgrund all der lateinischen und griechischen Ausdrücke. Dementsprechend müssen wir Organe reparieren oder im Zweifel eben austauschen.

Traditionelle Heilweisen haben hierzu eine völlig andere Sichtweise. Sie betrachten Krankheit als Ausdruck eines Ungleichgewichts von seelischen, energetischen und körperlichen Prozessen. Sie wissen, daß nicht nur die Symptome behandelt werden müssen, sondern ebenso die dahinterliegenden geistigen Themen. Ansonsten tauchen die Probleme in einer anderen Form an einer anderen Stelle wieder auf.

So besteht der Weg von natürlichen Heilweisen darin, den betroffenen Menschen zu helfen, die innere Balance in sich selbst wiederzufinden. Unsere Standardmedizin sieht hingegen nur Feinde: Bakterien, Viren, schlimme Pollen oder eine böse Umwelt, die es zu bekämpfen gilt.

Zuweilen ist dabei recht unklar, gegen wen sich die Kämpfe eigentlich richten, und nicht selten ist es gerade der eigene Körper, der bei diesen Vorgehensweisen am meisten verliert.

Bei allem Respekt vor der modernen Medizin: Leben funktioniert anders. In diesem Sinne hatte Gadamer[31] recht, als er meinte, daß der Körper in seinen Funktionen meßbar sei, der Leib aber angemessen ist. Darüber hinaus hat »Leib« die gleichen Sprachwurzeln wie »life« und »Leben«.[32]

Nun, da wir bedrohlich weit in ein Maschinendenken abgedriftet sind, melden sich die geistigen Ebenen des Lebens wieder zu Wort. Über ihre Wesensportraits spiegeln uns die Elementarwesen die vollkommene Harmonie unserer Organe. Dabei präsentiert sich jedes dieser Organwesen in seiner Kernaussage mit der Botschaft: »Ich bin mit meinem Organ ein Teil von dir!«

Über unsere Aufmerksamkeit machen uns die Wesen der Organe diese Grundzüge bewußt und geben Hinweise, wie wir unser Potential in unserer ganz persönlichen Ausdrucksform mit Leben erfüllen können. In diesem Sinne sind die Elementarwesen mit ihren Organen Geschenke des Lebens selbst, die uns helfen, in unserem Körper wieder Harmonie zu finden und heil zu werden.

> Über ihre Wesensportraits spiegeln uns die Elementarwesen die vollkommene Harmonie unserer Organe.

Selbst wenn ein Organ entfernt werden muß, ist das betreffende Elementarwesen bei dem Menschen keineswegs heimatlos in dessen Körper. Die Form eines Organs folgt immer einer Funktion, und diese wiederum folgt einer Idee.

Dies ist sehr gut beim Wechselspiel zwischen Muskeln und Knochen zu beobachten: Wird ein Muskel trainiert, verankert er sich stärker im Knochen, der dann an der Stelle fester wird, um dem Muskel einen besseren Halt zu bieten.

Unser Leben beruht in hohem Maße auf solchen Ausgleichsfähigkeiten, wo sich Knochen verdichten können, wo Gehirnareale nach einem Schlaganfall andere Funktionen übernehmen oder wo die Leber nach einer Milzentfernung deren Aufgaben im Körper weitgehend mit erfüllt. Diese Ausgleichsleistungen verdanken wir den Wesen der Organe, die in erster Linie den Ideen und Funktionen zugehörig sind und erst danach deren Organgewebe.

Letztlich organisieren die Elementarwesen durch die Einbindung von anderen Systemen bis hin zu einer Neuorganisation des gesamten Körpers und dem Nachwachsen von Organen selbst beim Verlust eines Organs unser Überleben.

Vollkommene Heilung und spirituelles Erwachen sind in Wirklichkeit ein und dasselbe.[33]

Der rote Faden des Heilens

Wenn wir davon reden, daß wir den Elementarwesen der Organe näher kommen, ist dies im Grunde nicht ganz richtig, denn allein durch die Tatsache unseres Lebens sind wir mit ihnen untrennbar verbunden. Daher geht es letztlich darum, uns daran zu erinnern, daß die Energie- und Informationsströme unseres geistig-seelischen Bewußtseins auch den Körper umfassen und daß wir eine Einheit aus Seele und Leib sind.

Dieses Wissen ist immer abrufbar. Ob wir arbeiten, essen, lieben oder schlafen, allein unsere Aufmerksamkeit öffnet uns für die Kraft der Elementarwesen.

Um den Zugang zu diesem Bewußtsein zu erleichtern, haben uns Weise, Heiler und Schamanen über Jahrtausende hinweg Wege bereitet. Hierzu gibt es einen Roten Faden, der sich zum Thema Heilung durch alle Kulturen und Methoden zieht. Dabei ist es unerheblich, ob es sich um eine Operation am offenen Herzen handelt, um eine naturheilkundliche Kräuterverordnung oder um eine Reiki-Sitzung.

Es sind drei Komponenten, die uns die Wege für unser persönliches spirituelles Wachstum öffnen und in denen wir gleichermaßen die Basis von allen heilsamen Behandlungen finden.[34]

1. An unserem geistigen Ort der Stille, wo das unbewußte Geplapper der Gedanken ruhig ist, können wir unvoreingenommen unserer inneren Stimme lauschen. Darüber erhalten wir wesentliche Impulse für unser Tun.

2. In diesem Körper haben wir die großartige Chance, unsere innere Bestimmung zu erfahren. Dies beinhaltet ein Ja zum Leben und die Bereitschaft, unsere Aufgaben darin mit Begeisterung zu erfüllen.

3. In unserer Einzigartigkeit sind wir Teil des Universums, das ohne uns nicht vollständig wäre. Dieses Mysterium des Lebens können wir jenseits unseres Verstandes nur durch Liebe und Hingabe erfahren.

Das Leben ist kein Problem, das wir lösen müßten, sondern eine Wirklichkeit, die es zu erfahren gilt.[35]

Wir kommen innerlich zur Ruhe

Bereits bei einer entspannten Betrachtung der Wesen der Organe in ihren Portraits erleben wir ein Innehalten im gewohnten Denkfluß, und unsere Wahrnehmung öffnet sich für die tieferen Ebenen unseres Seins. Dadurch erhalten wir über die Ahnungen die Möglichkeit, unsere innere Stimme wieder besser zu empfangen. In welcher Weise wir dann diese Hinweise verwirklichen ist eine andere Frage.

Selbst wenn wir das Erfahrene nicht gleich umsetzen, vermittelt uns das innere Zuhören bereits mehr Frieden. Unsere Seele ist zeitlos. Damit hat sie auch unendlich mehr Geduld als unser Verstand. Allein durch die ahnungsvolle Betrachtung entsteht eine Lücke im »inneren Geplapper«. Damit öffnet sich ein Raum der Stille, in dem wir die wichtigsten Informationen für unser Leben erhalten.

Diesen Raum können wir in einer Meditation aufsuchen, er kann sich im Trubel eines Wochenmarktes für uns auftun und wir können ihn in den Übergängen zwischen Schlafen und Wachen erfahren. Er kann über Tage und Wochen für uns zugänglich sein, oder es genügt ein Wimpernschlag, um das Wesentliche aus unserem Innersten zu erfahren.

Dies kann ein Thema berühren, das den Verlauf einer Besprechung ändert, es kann Entscheidungen in der Partnerschaft beeinflussen und es kann die Zusammensetzung unserer Einkaufsliste im Supermarkt betreffen. Manche

Menschen gehen gedanklich an einen Ort, den sie von ihrer Kindheit kennen, andere finden in der Weite des blauen Himmels oder in der vor ihnen liegenden Bleistiftspitze die Pforte zu ihrem inneren Ort.

Dort angekommen, tritt die Außenwelt scheinbar in den Hintergrund. Wir erleben eine Stille in der Zeit, wo die Realität unglaublich klar wahrnehmbar ist und wo wir gleichzeitig unsere innere Stimme unvoreingenommen empfangen. Auf eine ungewohnte Weise bringen uns so die Wesen der Organe in eine Präsenz im Hier und Jetzt, wo wir im Kontakt mit der Essenz des Lebens sind.

Gleichzeitig macht diese Rückverbindung die Abstimmungen zwischen Seele, Persönlichkeit und Körper durchlässiger. Auch wenn die innere Stimme der Elementarwesen durchaus unbequem sein kann, spiegelt sie uns dennoch immer die Aspekte in unserem Leben, die uns seelisch weiterbringen. Damit wird es leichter, Hindernisse auszuräumen und die Lebensfreude wachsen zu lassen. Letztlich wird damit ein Weg zu Gesundheit und Heilung geebnet.

Das Dasein ist köstlich – man muß nur den Mut haben, sein eigenes Leben zu führen.[36]

EINE ENTSCHEIDUNG FÜR DAS LEBEN

Die eigene Kreativität selbstbestimmt leben; vielleicht ist dies eine der schwierigsten Aufgaben überhaupt. Doch sollten wir hierzu erst einmal ein Mißverständnis ausräumen, denn dies heißt nicht, daß wir einfach »unser Ding« durchziehen. Es ist vielmehr ein Liebesdienst an der Gemeinschaft in Abstimmung mit uns selbst. Dies beinhaltet eine wohlwollende Absicht und liebevolle Achtsamkeit, auch uns selbst gegenüber.

Ist jedoch etwas ungerecht oder lebensfeindlich, können dabei durchaus klare Worte angebracht sein, die keineswegs überall Beifall bekommen. Die Schlüssel für eine förderliche Selbstbestimmtheit im Leben bleiben dennoch immer die gleichen: Liebe, Wahrhaftigkeit und Verbundenheit. In dieser Lebensweise sind wir in größerem Maße gefordert, einer Lebensbejahung Raum zu geben. Sie ist eine Form der Liebe, bei der wir über das Gewohnte hinausgehen und uns mit den drei genannten Schlüsseln für das Mysterium des Lebens entscheiden.

Menschen, die in einer solchen inneren Verbundenheit leben, sehen wir das Glücklichsein richtiggehend an. Sie strahlen. Diese innere Verbundenheit wirkt sich auch sehr positiv auf unsere seelische und körperliche Gesundheit aus. Wenn wir mit uns selbst im Einklang sind, werden die Bewegungen fließender, die inneren Prozesse der Körperchemie können besser arbeiten und auch unsere Wahrnehmung gewinnt an Klarheit.

Die eigene Kreativität selbstbestimmt leben; vielleicht ist dies eine der schwierigsten Aufgaben überhaupt.

Dies sind Beispiele für eine gute Körperpräsenz, und genau dabei erhalten wir Unterstützung von den Elementarwesen der Organe. Darüber helfen sie uns bei der Bewältigung von Krisen, vermitteln uns heilsame Impulse bei Krankheiten und spiegeln uns ihre vollkommene Liebe in unser Sein. Vor allem aber zeigen sie uns, daß uns das Leben trägt und daß es nicht auf die Leistung ankommt, die wir im Beruf oder sonstwo erbringen. Mehr noch, die Wesen der Organe fordern uns auf, die gesamte Existenz mit aktiver Teilhabe und Begeisterung zu feiern. So können wir unsere Lebensaufgabe kreativ und freudig erfüllen.

> *Fünfzig Jahre intensiven Nachdenkens haben mich der Antwort auf die Frage: »Was sind Lichtquanten?« nicht nähergebracht.*[37]

WIR SIND EINZIGARTIG – AUCH WENN WIR ES NICHT VERSTEHEN

Wenn wir uns mit dem Leben auseinandersetzen, berühren wir früher oder später die Grundlagen unseres Seins. Diese Ebenen sind nicht mehr mit dem Verstand erfaßbar; wir können sie nurmehr in ihren Mysterien erleben. Heiler und Weise haben in ihrem Ringen um die geistigen Wurzeln unserer Existenz zu allen Zeiten erkannt, daß wir Anteil an der göttlichen Natur haben und daß das Universum erst durch unseren ganz persönlichen Beitrag vollkommen ist.

Allerdings stoßen wir beim Versuch, die menschliche Natur zu verstehen, an Grenzen. So kam Max Planck über den Weg der Quantenphysik zu dem Schluß: »Wissenschaft kann die letzten Rätsel der Natur nicht lösen. Sie kann es deswegen nicht, weil wir selbst ein Teil der Natur und damit auch ein Teil des Rätsels sind, das wir lösen wollen.«[38]

Max Planck und eine lange Reihe weiterer Physiker haben unser Weltbild ins Wanken gebracht, als sie das Wesen der Materie in einem neuen Licht betrachteten. Erschien uns die Materie bisher als fest und stabil, so haben diese Wissenschaftler festgestellt, daß wir die Materie als Verdichtungen von Frequenzfeldern betrachten müssen. Nach wie vor können wir mit einem Stein eine Fensterscheibe einwerfen. Auf der Ebene der atomaren Teilchen bestehen jedoch sowohl der Stein als auch die Glasscheibe wie auch der Werfer zu einem unglaublich hohen Prozentsatz aus leerem Raum, in dem Energien kreisen.

Und sehen wir uns das eine Milliardstel scheinbar fester Materie, die Atomkerne, genauer an, bleiben letztlich auch nur Energiepotentiale, Frequenzen und Resonanzen übrig, eine Erkenntnis, für die Carlo Rubbia 1984 den Nobelpreis erhielt.

Doch bereits 5.000 Jahre früher wurde diese Wahrheit von den altindischen Weisen mit »nada brahma« beschrieben: »Die Welt ist Klang.« Dieses Urwort indischer Spiritualität besagt, daß im Universum alles auf Schwingungen beruht, daß die Welt ein gewaltiges Konzert ist, in dem wir ein Instrument sind; in einer Symphonie, in der das große Bewußtsein, das All-Eine, sich selbst spielt.

Bewußtsein ist in seinem Wesen leer.
Und doch umfaßt und hält es alle Dinge.[39]

Auch in der Biologie sorgen seit dem Beginn des 20. Jahrhunderts Frequenzen und Resonanzen für eine wissenschaftliche Revolution. Waren die Forschungen in der Molekularbiologie bisher vorwiegend auf die Substanzen gerichtet, so wurde mit den Biophotonen in den 70-er Jahren des 20. Jahrhunderts ein neues Kapitel in der Wissenschaft des Lebens aufgeschlagen.[40]

Seither können wir auch die inneren Abstimmungen unserer Lebensfunktionen beleuchten. Durch die bahnbrechenden Forschungen der Biophotonen wird offensichtlich, daß Organe nicht einfach Zellhaufen sind, die mehr oder minder zufällig funktionieren. Organe sind höchst organisierte Gebilde, in denen sich die Zellen über laserartiges Licht in einem elektromagnetischen Feld verständigen. Diese Kommunikation mittels Licht ist eine der Brücken zum Bewußtsein.

Es waren Physiker, die im Umgang mit den subatomaren Teilchen zu dem Schluß kamen, daß wir bereits den kleinsten Strukturen der Materie eine Art von Bewußtsein zugestehen müssen. Spätestens mit dieser Erkenntnis dürfen wir das Universum als ein gewaltiges Bewußtseinsfeld verstehen, in das wir eingebunden sind.

Natürlich hat dann auch jedes Organ darin ein Bewußtsein, mehr noch, ein Organ ist ein Bewußtsein, das mit allem vernetzt ist. Nun verstehen Hirnforscher unter Bewußtsein etwas anderes als Tiefenpsychologen. Und Quantenphysiker haben wiederum eine ganz andere Vorstellung davon. Eine schöne Erklärung lieferte ein guter Freund und Biophysiker auf einer kurzweiligen Autofahrt: Wenn eine Gruppe Soldaten marschiert und sich aus irgendeinem Grund links und rechts in die Büsche zerstreuen muß, wissen die einzelnen Mitglieder nach wie vor voneinander und empfinden sich trotz der Zerstreuung als eine Einheit.

So »wissen« nach quantenphysikalischen Erkenntnissen auch die beiden Elektronen des Wasserstoff-Doppelatoms voneinander. Diese Art von Bewußtsein setzt sich über die Atome hinaus fort: über Moleküle, Zellsysteme, Organe und Menschen bis zu unserem Zusammenleben auf unserem Planeten – und weit darüber hinaus sind wir in das gesamte Universum eingebunden.

Die Unberechenbarkeit unterscheidet das Lebewesen vom Roboter. Sie erst macht das Leben einmalig und eigenartig, wenngleich gelegentlich auch schwierig.[41]

Organe sind verdichtetes Bewusstsein von Liebe

Prof. Popp kann schlüssig darlegen, daß die großartigen Leistungen von Lebewesen durch die elektromagnetischen Frequenzfelder der Biophotonen gewährleistet werden. Damit wird jedes Atom und jede Zelle in eine genaue Position in einem holographischen Feld gezogen und verankert. Diese präzisen Abstimmungen in unserem Organismus sind durch intelligente Biophotonenfelder höchster Ordnung in uns möglich.

Dabei kann nur ein Bewußtsein die Regulationen von Lebensfunktionen aufrechterhalten, bei denen in jeder Sekunde etwa 10 Millionen Zellen im Körper ersetzt werden. Interessant ist auch, daß jedes Organ genau weiß, wann es genügend Zellen hat und welche Gesamtform als Organ diese Zellen gestalten sollen. Aber woher weiß das Organ das? – Eine Antwort auf diese Fragen des Lebens blieb uns die herkömmliche medizinische Wissenschaft bislang schuldig.

Wir sind auf das Innigste mit allem verbunden. Dies zeigen allein schon unser Blut und unsere Körperflüssigkeiten, die das gleiche Mischungsverhältnis an Mineralien und Spurenelementen aufweisen wie das Wasser in den Weltmeeren.[42] Ebenso deutlich können wir unsere Zugehörigkeit zum Universum an den Schwingungen ablesen, über die wir in das biologische System unserer Erde eingewoben sind: Unser Körper hat eine Grundschwingung von 7 - 13 Hertz. Die gleiche Frequenz, die sogenannte Schumann-Resonanz, haben unsere Gehirnwellen, wenn wir entspannt sind. Die Erdkruste wie auch die Ionosphäre unserer Erde pulsieren in der gleichen Frequenz.[43]

Damit stehen wir in einer optimalen Wechselwirkung mit dem Bewußtseinsfeld der Erde und weitergehend mit der gesamten Existenz. Von den Bahnen der zwei Elektronen im einfachsten Atom, dem des Wasserstoffs,[44] bis hin zum Menschen wurden die Abstimmungen immer komplexer und weitreichender. Wie F.-A. Popp aufzeigte, konnte jeder Entwicklungsschritt umfassendere und komplexere Zustände in sich vereinen.[45] An diesem Punkt trifft die aktuelle Wissenschaft wieder auf die Paradoxien der alten Mystiker, die sagten, daß die Welt zu allen Zeiten vollkommen ist und daß sie zugleich immer einer noch größeren Vollkommenheit entgegenstrebt.

Gehen wir weiter und suchen nach den Wurzeln, stellen wir früher oder später fest, daß der gesamten Existenz keine Substanz, sondern ein geistiges Prinzip zugrunde liegt. Dies gilt für die Fensterscheibe wie für den Stein und ebenso für unser Ich wie auch für unseren Körper mit seinen Organen und Zellen. Dieses geistige Prinzip verbindet in seiner Schöpferkraft jenseits von Zellen, Molekülen, elektromagnetischen Feldern oder Raum und Zeit alles miteinander. Es ist eine Form von Intelligenz, die uns innewohnt, ein Bewußtsein der Liebe.

Aus dieser Quelle werden auch die Elementarwesen der Organe gespeist. Sie sorgen dafür, daß sich die universellen Schwingungen in unserem Körper zu Organen mit ihren vielfältigen körperlichen und seelischen Funktionen formen können. So gesehen, sind unsere Organe verdichtete Liebe.

Der erste Trunk aus dem Becher der Naturwissenschaft macht atheistisch; aber auf dem Grund des Bechers wartet Gott.[46]

Die Themen Organe und deren Elementarwesen berühren zwangsläufig immer wieder die verschiedensten Bereiche des Heilens. Um Mißverständnissen vorzubeugen: Auch wenn wir uns auf die Organe in dieser Form einlassen, wird uns die Erfahrung von Krankheit zuweilen nicht erspart bleiben. Durch unsere »bereitwillige Teilnahme am Mahlstrom des Lebens«[47] benötigen wir manchmal Orientierungshinweise, wie wir unsere innere Weisheit wiederfinden können.

Der Unterschied zum üblichen Umgang mit Krankheit besteht jedoch darin, mit den Organen und ihren Elementarwesen liebevoll in Verbindung zu gehen und zu fragen, was sie benötigen, um wieder zur bestmöglichen Abstimmung mit den Bewußtseinsfeldern von Körper und Universum zu finden.

Heilung ist dabei keineswegs ein passiver Vorgang oder nur auf eine menschliche Ebene beschränkt. Es ist ein Weg, bei dem wir unseren Körper geistig-seelisch, energetisch, naturheilkundlich und auch schulmedizinisch unterstützen. Damit verbunden sind eine Hinwendung nach innen und eine Öffnung für die liebende Intelligenz unseres Körpers.

Auf diese Weise können die Wesen der Organe ihre großartigen Kapazitäten entfalten, unbelastet von den Widersprüchen des Verstandes und losgelöst von den Zwängen, die wir uns auferlegt haben. Eine solche Einladung der Elementarwesen der Organe in unser Leben macht die Medizin nicht überflüssig, sie wird dadurch nur menschlicher und verleiht allen Beteiligten eine neue Würde.

Alles, was ich sage, sei Gespräch, nichts sei ein Rat.
Ich spräche nicht so kühn, wenn man mir folgen müßte.[48]

ANMERKUNGEN

(1) Christian Morgenstern (1871-1914)
(2) Gadamer, Hans-Georg (1900 - 2002), *Über die Verborgenheit der Gesundheit*. Surkamp, Frankfurt/M. 1993
(3) Karlfried Graf Dürckheim (1896-1988), *Vom doppelten Ursprung des Menschen*
(4) Angelus Selesius (1624-1677), Cherubinischer Wandersmann, 82. Der Himmel ist in dir.
(5) Archetypen sind hinten im Grundlagenteil beschrieben
(6) Catharina Regina von Greiffenberg (1633-1694)
(7) Teresa von Avila (1515-1582)
(8) Kliegel, E., *Reflexzonen – Landkarten der Gesundheit*. CD-ROM, 2009
(9) Hildegard von Bingen (1098 - 1179) Physika – aus Gienger, M.: *Die Heilsteine der Hildegard von Bingen*. Neue Erde, Saarbrücken 2004
(10) Gienger, M; *Lexikon der Heilsteine*. Neue Erde, 8. Aufl. Saarbrücken 2009. Kühni, W./von Holst, W., *Enzyklopädie der Steinheilkunde*. AT, 2009. Gienger, M; Jakobi, A; *Der Heilsteine-Ratgeber*. Edel Media 2008
(11) Gienger et al., *Edelstein-Massagen*. Neue Erde, Saarbrücken 2004,
(12) Heraklit (um 520 - 460 v. Chr.)
(13) Jäger, Willigis, *Die Welle ist das Meer, Mystische Spiritualität*. Herder, 24. Aufl. 2011
(14) Dieses chinesische Standardwerk der Medizin wird dem legendären »Gelben Kaiser Huang Ti« zugeschrieben, der 2.700 v. Chr. gelebt haben soll. Verfaßt wurde das Nei Ching in der »Zeit der kämpfenden Reiche« (221 v. Chr. - 220 n. Chr.)
(15) Das Daodejing (meist als Tao Te King bekannt) wird dem legendären Laozi (Alter Meister) zugeschrieben und geht in seinen Ursprüngen auf die Zeit des 6. Jahrhundert v. Chr. zurück.
(16) Capra, F.: *Wendezeit*. Scherz, Bern, München, Wien, 1985
(17) Dürr, H.-P.: »Am Anfang war der Quantengeist«, Interview im *P.M. Magazin* (Mai 2007)
(18) Hubel, D. H., »Auge und Gehirn, Neurobiologie des Sehens«, *Spektrum*, Heidelberg, 1988

(19) Samuel Johnson (1709-1784)

(20) nach Alfred Korzybski (1879-1950)

(21) Jung, C. G. (1875-1961): *Man and his symbols*. F. P. C. Verlag 1964

(22) Koch, C.: *Bewußtsein – ein neurologisches Rätsel*, Elsevier, München, 2005

(23) Moore, R.; Gillette,D. König: *Krieger, Magier, Liebhaber. Die Stärken des Mannes*. Kösel, München 1992

(24) Sri Aurobindo (1872-1950)

(25) Starkmuth, J.: Fragen und Antworten zur Realität – Ergänzungsband zu »Die Entstehung der Realität«, Starkmuth Publishing, Bonn, 2011

(26) E. H. Shattuk, zitiert von Starkmuth a.a.O.

(27) Starkmuth, J.; Die Entstehung der Realität, Starkmuth Publishing, Bonn 10. Auflage, 2009 .

(28) Starkmuth, J. a.a.O.

(29) Bischof, M.: *Biophotonen, Das Licht in unseren Zellen*. Zweitausendeins, Frankfurt/M., 1995

(30) Kotre, J.: *Der Strom der Erinnerung – Wie das Gedächtnis Lebensgeschichten schreibt*. dtv, 1998

(31) Gadamer, H.-G.: a.a.O.

(32) Püschel, H., *Das deutsche Wort, Eine moderne Etymologie*. Selbstverlag München, 2001

(33) Tarthang Tulku (tibetischer Lama)

(34) Diese Aufzählung stammt in ihrer Grundstruktur aus: Carlson, R.; Shield, B.; *Was ist heilen?* insbes. Richard Moss und Shakti Gawain, Kösel, München, 1992

(35) Buddha (Siddhartha Gautama ca. 563 - 483 v. Chr.)

(36) Peter Rosegger (1843-1918)

(37) Albert Einstein (1879-1955)

(38) Max Planck (1858-1947)

(39) Tilopa (988-1069): »Das Lied vom Mahamudra«

(40) Popp, F. A.: *Biophotonen – neue Horizonte in der Medizin: von den Grundlagen zur Biophotonik*, MVS Stuttgart 2006

(41) Popp, F. A.: *Die Botschaft der Nahrung. Unsere Lebensmittel in neuer Sicht*. Zweitausendeins, Frankfurt/M. 2011

(42) Lipton, H. B.: *Intelligente Zellen, Wie Erfahrungen unsere Gene steuern*. KOHA, Burgrain, 2011

(43) Bischof, M.: Biophotonen, *Das Licht in unseren Zellen*, Zweitausendeins, Frankfurt/M., 1995
(44) Wasserstoff kommt fast nur als H_2-Doppelatom vor.
(45) Popp, F. A.: *Biophotonen – neue Horizonte in der Medizin: von den Grundlagen zur Biophotonik.* MVS Stuttgart 2006
(46) Paracelsus (1493-1541)
(47) M. Osborn; S. Longland; *Rune Games – Macht und Geheimnis der Runen*, Neue Erde, Saarbrücken 1992
(48) Erasmus von Rotterdam (1465-1536)

REFLEX-BALANCE VERANSTALTUNGEN
»WEISHEIT DES KÖRPERS«

Bei der Umsetzung der Organprinzipien in unser Leben wecken persönliche Erfahrungen ein tieferes Verständnis für die wirksamen Kräfte in uns und bringen deren Potentiale für das Heil-Werden zum Blühen. So ist das Ziel der reflex-balance Veranstaltungen, diese Rückverbindung mit den geistigen Programmen der Organe direkt erlebbar zu machen. In einem solchen Körperbewußtsein werden dann die Heilkräfte der Organe noch tiefer in unser Leben verankert. Dabei kommen die Organe in ihren verschiedenen Ebenen zu Wort, die innere Kommunikation über quantenphysikalischen Wege werden transparent und ein einfühlsamer, achtsamer Kontakt mit unseren Organen öffnet uns für unsere ureigene gesunde Lebenskraft.

»Weisheit des Körpers« sind erfahrungsorientierte Vorträge und Workshops in denen die Wesen der Organe als geistige Prinzipien unseres Körpers angesprochen werden. Die Übersetzung vom Geistigen in die mentale und auch weiter in die körperlichen Ebenen erfolgt über energetische Impulse. Eine besondere Rolle nehmen dabei Achtsamkeit, Edelsteine und Reflexzonen ein.

Informationen zu den Veranstaltungsterminen und -inhalten für Therapie, professionelle Wellness und Selbsterfahrung in www.reflex-balance.eu. Gerne stehe ich auch für Buchhandlungen und Interessensgruppen als Referent zur Verfügung und individuelle naturheilkundliche Behandlungen bzw. Beratungen können über die Kontaktadresse gebucht werden.

Ewald Kliegel
Heilpraktiker - Autor - Seminare
Rotenbergstr. 154
70190 Stuttgart
info@reflex-balance.eu

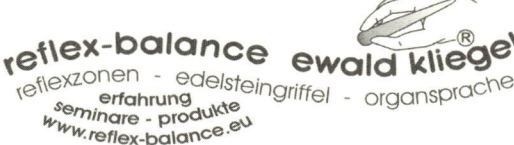

Über die Autoren

Ewald Kliegel (*1957)
Den Beginn seiner Arbeit mit Menschen bildeten 1976 zwei Praktika: Das eine absolvierte er in einem urologischen Krankenhaus und das andere in einer Schule für lernbehinderte Kinder. Beide Themen, Heilen und Lehren ziehen sich seither als Aufgaben durch sein Leben. Seine medizinischen Berufe Masseur und Heilpraktiker ebneten den Weg zu einem ganzheitlichen Umgang mit Körper und Seele. Seit 1989 lehrt er an naturheilkundlichen Schulen und in eigenen Seminaren im In- und Ausland.

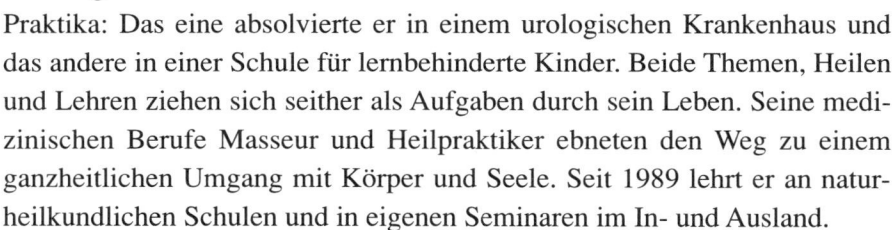

1992 fand er mit den »Landkarten der Gesundheit« eine einheitliche Formensprache in der Darstellung von mehr als dreißig Reflexzonensystemen. Hierzu gesellten sich 1996 die Edelsteingriffel als formschöne Energiewerkzeuge, die er für die Reflexzonenbehandlungen und für die Akupressur entwickelte. Um 1999 begannen dann die Recherchen für das Buch »Reflexzonen und Organsprache« (erschienen 2008). Darin werden die Organe nicht mehr als Träger von Krankheiten dargestellt, sondern sie bekamen in kurzweiligen Geschichten einen Ausdruck als seelische Urbilder, die auf unser Innerstes wirken. In einer konsequenten Weiterführung folgte er den Organen in die seelisch-spirituellen Grundlagen unseres Seins, wo sie sich in ihren Wesenslichtern und ihrer Schöpfungsidee zeigen. Dieses Anliegen hat Anne Heng in wunderbare Bilder umgesetzt.

Ewald Kliegel lehrt in den Seminaren seines Programms »reflex-balance« Reflexzonen- und Edelsteinbehandlungen für Therapie und professionelle Wellness. Zudem bietet er Vorträge, Veranstaltungen und Seminare, in denen er Räume für die geistig-seelischen Aspekte der Organe öffnet, wo mit Selbstwahrnehmung, Achtsamkeit und meditative Hinwendung ein heilendes Feld für eine tiefe Verbindung mit den Organen aufgebaut wird. Diese Veranstaltungen eignen sich für die Verbesserung des Körperbewußtseins und als geistig-seelische Gesundheitsvorsorge.

Kontakt: Ewald Kliegel
Rotenbergstr. 154
70190 Stuttgart
info@reflex-balance.eu

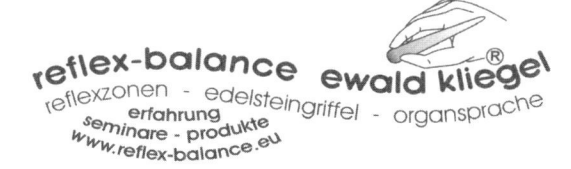

ÜBER DIE AUTOREN

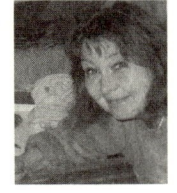

Anne Heng (*1953) ist studierte und mit Freude arbeitende Malerin, Zeichnerin und Wahrnehmungstrainerin. Ihre spezielle Technik »Zeichnung auf Seide« ermöglicht es ihr, Fließendes und Konkretes, Traum und Wirklichkeit, Intuition und Handwerk harmonisch zu verweben. Seit 1986 ist sie als freie Künstlerin mit vielen Ausstellungen im In- und Ausland und als Illustratorin für verschiedene Verlage tätig. Ihr Wunsch ist es, mit ihrer Arbeit die Herzen der Menschen zu erreichen und für die unaufdringliche, stille Schönheit der Natur zu öffnen. Sie lebt mit ihrem Mann, ihrem Sohn und mehreren Katzen in der alten Rathausschule in Weilburg.

Der Idee von Ewald Kliegel folgend, hat sie die Organe als starke Symbole mit einer intensiven und einzigartigen Ausstrahlung gemalt. Die Bilder zeigen die Persönlichkeiten der Organe und sprechen in ihrer Liebe, Zartheit und Kraft direkt die Seele an, mehr noch, sie bieten eine Rückverbindung mit dem Wesen der Organe und erleichtern den Zugang zum eigenen Körpergeschehen.

»Zeichnen ist meine Meditation,
das Erforschen geistiger Welten
meine Passion.
Kommt beides zusammen,
ist es reine Freude.«

Kontakt: Anne Heng
Schulbergstrasse 9
35781 Weilburg
MiAnHeng@aol.com
www.anne-heng.de

WEITERE BÜCHER VON NEUE ERDE:

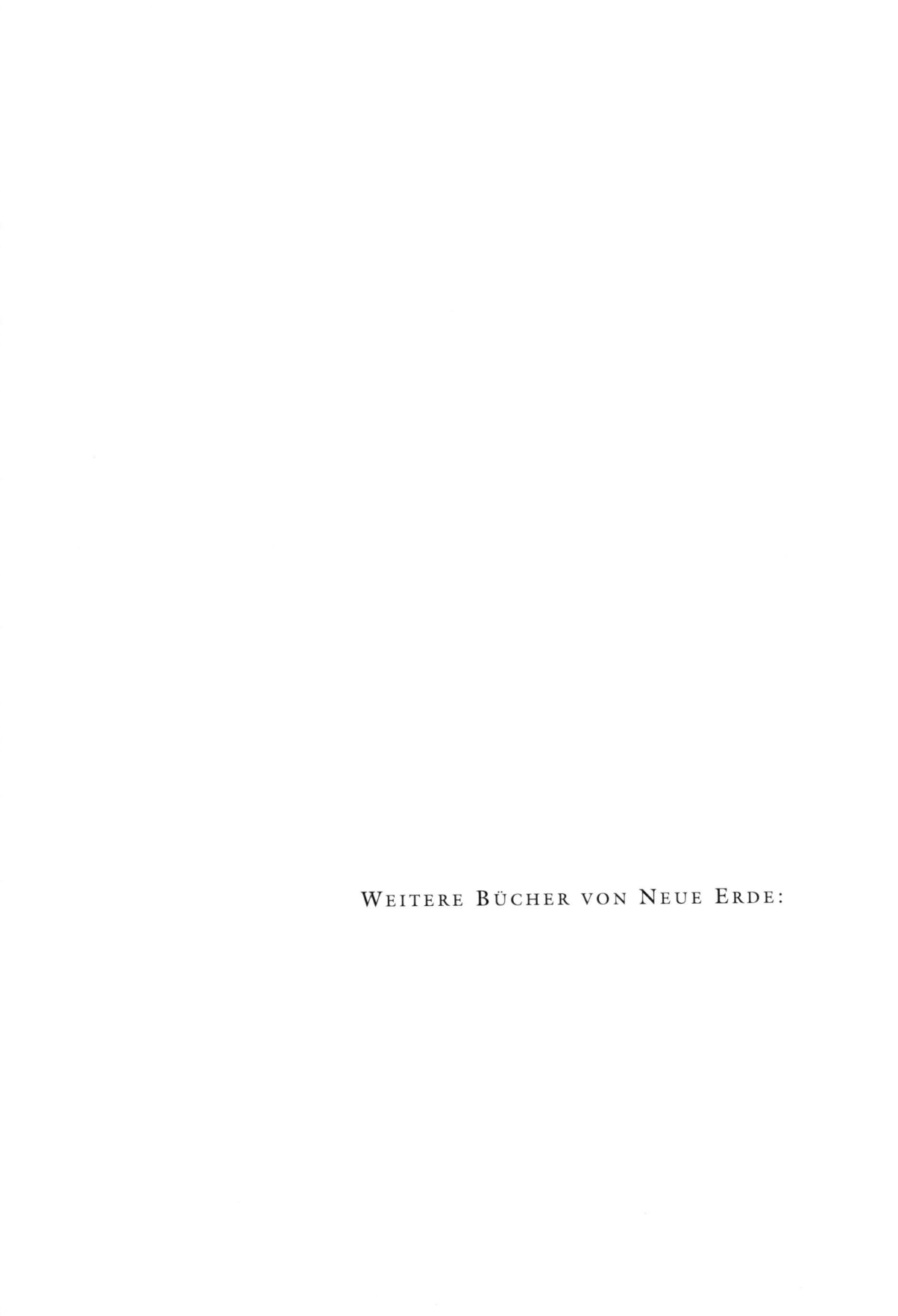

Mit Seelenbildern die Organe stärken und heilen

Seele und Körper sind eine Einheit, und durch unser Fühlen und Denken, durch innere Bilder, können wir unsere Organe beeinflussen. In diesem Buch stellt der Autor unsere Organe in Bildern vor, die der Seele zugänglich sind. Dazu gibt er zu jedem Organ eine Übung, mit der wir, unterstützt durch die Behandlung der entsprechenden Reflexzone, dieses Organ stärken und zu einer Heilung beitragen können.

Mit seinem Buch möchte uns der Autor, selbst Masseur, Heilpraktiker und Reflexzonen-Therapeut, dazu einladen, die Organe und Körperbereiche durch Bilder in ihrem Wesen zu erfassen und uns über Meditationen und die Behandlung der Reflexzonen mit ihnen in Verbindung zu setzen.

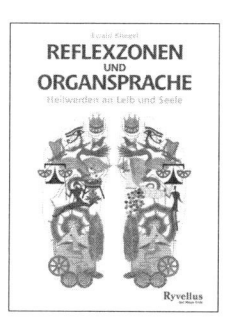

Ewald Kliegel
Reflexzonen und Organsprache
Heilwerden an Leib und Seele
Paperback, 128 Seiten
ISBN 978-3-89060-272-1

Die Tafel zum Buch:

Ewald Kliegel
Tafel Reflexzonen und Organsprache
*Beidseitig kaschiert,
Din A3 gefaltet auf Din A4, farbig*
ISBN 978-3-89060-548-7

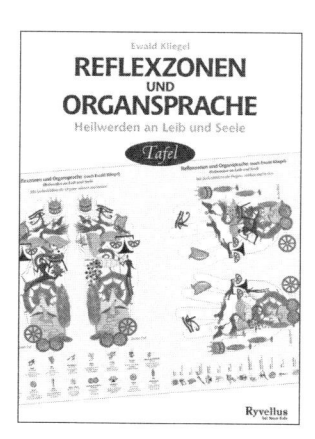

Reflexzonen – ein faszinierender Ansatz

Ewald Kliegel hat uraltes Wissen und neueste Erkenntnisse zusammengeführt. Daraus entstanden die Landkarten der Gesundheit, ein Tafelwerk, das unserer Körperoberfläche, der Haut, neue Bedeutungen gibt. Dieses Reflexzonen-Basis-Set soll Ihnen helfen, Ihre Gesundheit im wahrsten Sinne zu begreifen. Die Tafeln bieten Ihnen Orientierung bei Wohlfühlbehandlungen und in therapeutischen Anwendungen. Sie geben Ihnen Anhaltspunkte, wo Sie mögliche Störungen finden, damit Sie Ihre Gesundheit ganzheitlich verbessern können. Ein Muß für alle Berufe in Therapie, Pflege und Kosmetik – und eine notwendige Ergänzung, die in keiner Hausapotheke fehlen sollte.

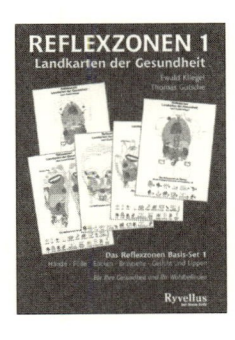

Ewald Kliegel, Thomas Gutsche
Reflexzonen 1
Landkarten der Gesundheit
Für Ihre Gesundheit und Ihr Wohlbefinden
5 farbige Tafeln mit 16-seitigem Begleitheft in Mappe,
Format DIN A5
ISBN 978-3-89060-473-2

Die Reflexzonensysteme, die in dieser zweiten Mappe vorgestellt werden, erweitern das Spektrum, das mit den Reflexzonen an den Füßen, Händen, Rücken, Brustseite, Gesicht und Lippen im Basisset 1 begonnen wurde. Diese Landkarten der Gesundheit können Praktikern wie auch Laien dienen, sich und andere zu kurieren und ein gesundes Wohlgefühl zu entwickeln.

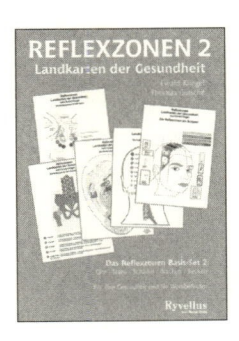

Ewald Kliegel, Thomas Gutsche
Reflexzonen 2
Landkarten der Gesundheit
Das Reflexzonen Basis-Set 2
5 farbige Tafeln mit Begleitheft in Mappe,
Format DIN A5
ISBN 978-3-89060-253-0

Den Bäumen lauschen

Es gibt zwei Arten von Engeln: solche mit Flügeln und solche mit Blättern. Der jahrtausende alte Weg, Rat zu finden oder der Natur Danke zu sagen, führt in den heiligen Hain. Da heilige Haine jedoch selten geworden sind und selbst ehrwürdige einzelne Bäume in friedvoller Umgebung nicht immer leicht zu finden sind, wenn wir sie bräuchten, bieten wir hiermit ein Baumorakel an, das uns den Engeln der Bäume wieder näher bringen kann.

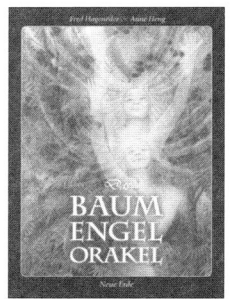

Fred Hageneder, Anne Heng
Das Baum-Engel-Orakel
Paperback, 112 Seiten,
36 farbige Karten, 95 x 133 mm
ISBN 978-3-89060-585-2

Das Grundlagenwerk zur Massage mit Edelsteinen

Dieses Buch öffnet Ihnen den Zugang zu einer ganz besonderen Form der Massage – dem Massieren mit Edelsteinen. Edelstein-Massagen verbinden die intensive Berührung der Massage mit der harmonisierenden Heilkraft der Steine. Daraus ergeben sich sanfte, aber wirkungsvolle Heilweisen – in unterschiedlichster Art. Ein Buch, das Erprobtes und Neues zusammenbringt, und sowohl dem Fachmann als auch dem Laien ganz neue Wege zur Arbeit mit edlen Steinen zeigt – mit sieben Fachbeiträgen, vielen Anleitungen und Skizzen, Steinbeschreibungen und Infoteil.

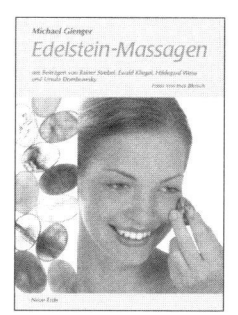

Michael Gienger
Edelstein-Massagen
Mit Beiträgen von Rainer Strebel, Ewald Kliegel,
Hildegard Weiss und Ursula Dombrowsky
Paperback, 160 Seiten,
durchgehend farbig, 290 Abbildungen
ISBN 978-3-89060-082-6

Nada Brahma – die Welt ist Klang. Hilde Fuhs hat dieses Urwort indischer Spiritualität in einem westlichen Verständnis auf die Organe übertragen. Ausgehend von den Texten und Bildern der Organe von Ewald Kliegel und Anne Heng, entstanden so Klangwunder an Ausdruckskraft. Es sind Organgesänge, die uns im Innersten berühren, in einer Sprache von heilender Liebe, die universell verstanden wird.

Auch wenn die Lautmalereien dem Verstand keinen Halt bieten, so finden darin die Gefühle und Intuitionen um so mehr ihre Anknüpfungsfelder. Nicht zuletzt dadurch, da das Harfenspiel als eine der ältesten musikalischen Künste in besonderem Maße seelische Räume öffnet. In ihm können die Wesen der Organe ihre Vollkommenheit entfalten, wir kommen in einen liebevollen Kontakt mit ihnen, und die Weisheit unseres Körpers erfüllt unsere Innenwelt mit Bedeutungen, die aus diesen Seelentiefen aufsteigen.

Spätestens hier wird offensichtlich, daß uns diese Organmusik heilend berührt und ein Klangerlebnis beschert, in dem wir den Wesen unserer Organe direkt lauschen können.

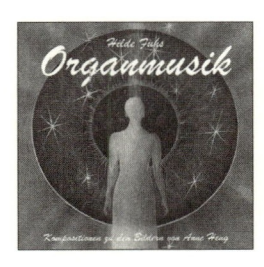

Hilde Fuhs
Organmusik
Kompositionen zu den Bildern von Anne Heng
CD, ca. 60 Minuten, Beiheft 8 Seiten
EAN 4 28000 00580658

Bücher von NEUE ERDE im Buchhandel
Im deutschen Buchhandel gibt es mancherorts Lieferschwierigkeiten bei den Büchern von NEUE ERDE. Dann wird Ihnen gesagt, dieses oder jenes Buch sei vergriffen. Oft ist das gar nicht der Fall, sondern in der Buchhandlung wird nur im Katalog des Großhändlers nachgeschaut. Der führt aber allenfalls 50% aller lieferbaren Bücher. Deshalb: Lassen Sie immer im VLB (Verzeichnis lieferbarer Bücher) nachsehen, im Internet unter **www.buchhandel.de**.

Alle lieferbaren Titel des Verlags sind für den Buchhandel verfügbar.

Sie finden unsere Bücher in Ihrer Buchhandlung oder im Internet unter **www.neue-erde.de**

Bücher suchen unter: **www.buchhandel.de**. (Hier finden Sie alle lieferbaren Bücher und eine Bestellmöglichkeit über eine Buchhandlung Ihrer Wahl.)

Bitte fordern Sie unser Gesamtverzeichnis an unter

NEUE ERDE GmbH
Cecilienstr. 29 · 66111 Saarbrücken
Fax: 0681 390 41 02 · info@neue-erde.de

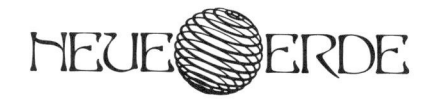

NEUE ERDE

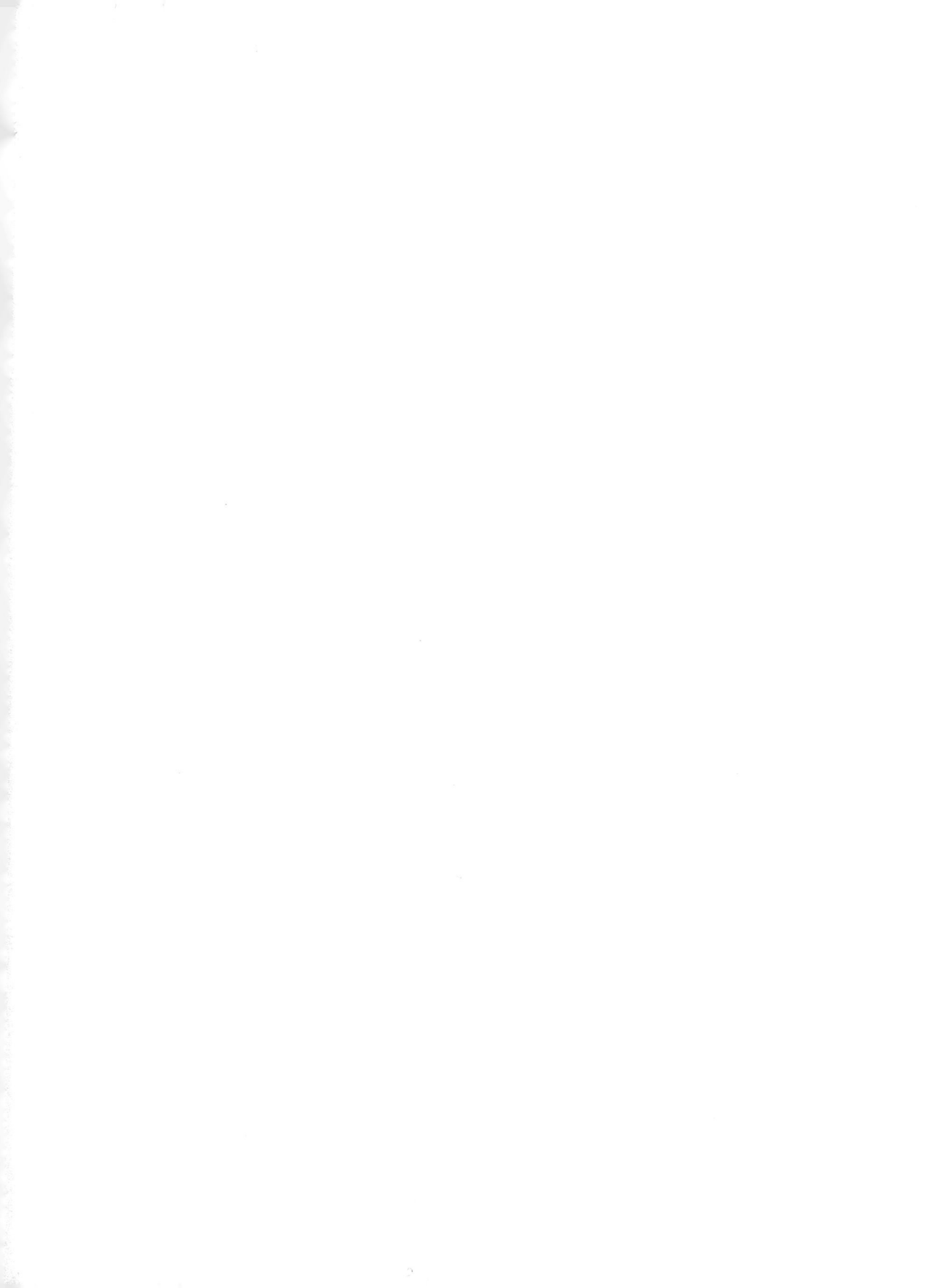